SILVIA HÖFER

Schwangerschaft

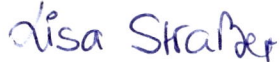

SILVIA HÖFER

Schwangerschaft

Was eine Hebamme
ihrer Tochter
mitgeben würde

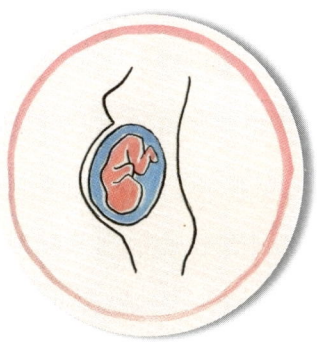

Kösel

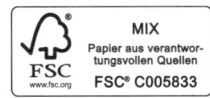

Verlagsgruppe Random House FSC® N001967

Copyright © 2018 Kösel-Verlag, München,
in der Verlagsgruppe Random House GmbH
Neumarkter Straße 28, 81673 München
Umschlag: Weiss Werkstatt München
Umschlagmotive: © pashabo / shutterstock.com I BildNR. 622042049
© isaree / shutterstock.com I BildNR. 462805360
Satz und Layout: Veronika Preisler, München
Außenlektorin: Melanie Hartmann, Fürstenfeldbruck
Illustrationen: Daphne Patellis, München;
iStock.com: 16, 40, 80 (macrovector); Shutterstock.com: 120 (adike)
Druck und Bindung: Těšínská tiskárna, Český Těšín
Druckland: Printed in the Czech Republic
ISBN 978-3-466-31101-9
www.koesel.de

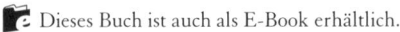 Dieses Buch ist auch als E-Book erhältlich.

Inhalt

Die ersten 10 Wochen

In allem Anfang liegt ein Zauber – zwei Linien in Pink . . . 14
Eine »To-do-Liste« für die ersten 10 Wochen 16
Welche Betreuung passt zu mir? 18
Was bedeutet »ausgewogene Ernährung« für mich? 20
Mir ist sooo schlecht – Hilfen und Tricks 26
Tipps für Restaurantbesuche 28
Überleben bei Hochzeits- und Weihnachtsfeiern 30
Was passiert mit meinen Brüsten? 32
Schwangerenvorsorge und Pränataldiagnostik 34

Die zweiten 10 Wochen

Eine »To-do-Liste« für die nächsten 10 Wochen 42
Die Mysterien Mutterpass und Ultraschall 44
Top-Tipps für Partner und Partnerinnen 50
Wann offenbare ich die »gute Hoffnung«? 52
Möchte ich das Geschlecht unbedingt wissen?
Pro und Kontra 53
Kindsbewegungen oder Blähungen? 54
Es ist immer noch kaum etwas zu sehen – ist das normal?. 56
Was schadet dem Baby, was tut ihm gut? 57
Warum es großartig ist, schwanger zu sein! 58
Die häufigsten Fragen zu Sport in der Schwangerschaft . . 60
Rückenschmerzen und andere typische Beschwerden 63
Veränderungen in Freundschaften und in
Paarbeziehungen 66
Let's talk about Sex 68

Wohin noch einmal ohne Baby verreisen? 71
Worauf du als schwangere Frau Anspruch hast:
Rechtliches und Finanzielles 74
Was für eine Familie wollen wir sein? 77

Die dritten 10 Wochen

Eine »To-do-Liste« für die nächsten 10 Wochen 82
Styling für die neuen Kurven 84
Mehrlinge – zwei, drei … 85
Alleinerziehend – und nun? 89
Top-Tipps für Partner und Partnerinnen 90
Braucht unser Baby sein eigenes Zimmer? 92
Wie finde ich den für mich passenden Gebärort? 94
Fragen an euch und an den Gebärort 97
Vaginale Geburt oder Kaiserschnitt? 99
Beschwerden und besondere Umstände 100
Hilfe, ich bin krank! 105
Welche Impfungen sind möglich und sinnvoll? 115
Übungswehen oder vorzeitige Wehen? 116
Jetzt erst einmal Entspannung 118
Wozu nur all diese Kurse? 119

Die vierten 10 Wochen

Eine »To-do-Liste« für die nächsten 10 Wochen 122
Geschwister vorbereiten – aber wie? 124
Unterstützung für dich jetzt und in der ersten Zeit
mit Baby 125
Top-Tipps für Partner und Partnerinnen 126
Entspannungsübungen 128
Babybewegungen zählen? 129

Endspurt – und wie liegt das Baby im Bauch? 131
Muss ich mich für die Geburt rasieren? 137
Wie möchte ich unser Baby ernähren? 138
Positive Stillvorbereitung 140
Und wie geht das mit der Flasche? 141
Was sind nur Vorzeichen, was wirkliche Startsignale
für die Geburt? 143
Was tun, wenn es länger auf sich warten lässt? 144
Top-Tipps zur Beschäftigung beim Warten aufs Baby! . . 146

Nein, keine 10 Wochen mehr!

So könnte es losgehen … 150
Kann ich selber etwas tun, damit es losgeht? 152
Was bedeutet »Übertragung«? 154

Über die Autorin 156
Internetadressen, die weiterhelfen 157
Register 158

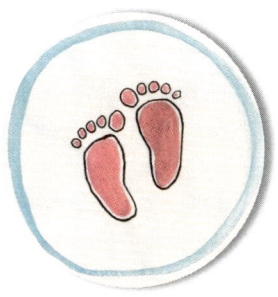

Einleitung

Seit vielen Jahren habe ich die Freude, Tausende Menschen auf ihrer Reise zum Elternwerden begleiten zu dürfen. Diese echten Individualreisen – egal ob beim ersten Baby oder auch wenn schon mehrere Kinder geboren wurden – sind für mich als eingeladene Mitreisende aufregend, voller Gefühle und eine große Ehre, weil ich ein Teil dieser lebensverändernden Momente sein darf.

Nun stehe ich als eure Buchhebamme vor euch, und es treibt mich am meisten die Frage an, was ich nach 40 Jahren als Hebamme meiner schwangeren Tochter mit auf dem Weg geben würde. In dem manchmal undurchsichtigen Dschungel der Angebote und Tipps möchte ich ihr und auch euch erzählen, welche Gefühle, Erlebnisse und Veränderungen euch in den kommenden Monaten erwarten. Ich will euch die Inhalte und den Sinn von Untersuchungen und die wichtigen Entscheidungen, die für euch anstehen, erklären, bevor ihr euch davon überrumpelt fühlt.

Es geht mir hier um die wirklich wichtigen Dinge, die ihr euch vielleicht nicht zu fragen traut (dabei könnt ihr alle Hebammen und viele Mütter alles fragen!), bei denen ihr vielleicht zu aufgeregt seid, wenn ihr euren Begleiterinnen gegenübersitzt (vorher die Fragen aufschreiben!) und auch um ein paar Dinge, bei denen eine Prioritätenliste hilft. Als Leitfaden dienen mir die häufigsten Fragen »meiner« schwangeren Frauen und die Zeiträume, in denen ich typischerweise von ihnen angesprochen wurde.

Dieses Buch soll alles andere als ein umfassendes Werk sein, da ihr bei solch einem Anspruch in Wahrheit am Ende der Schwangerschaft immer noch nicht alles gelesen haben könntet …

Als eure Buchhebamme möchte ich euch mit Informationen zur Seite stehen, die helfen zu verstehen, welche Optionen existieren. Wünschen würde ich mir und euch, dass ihr mit euren gewählten Entscheidungen dann die Erfahrungen machen dürft, die für euch und euer Baby genau die richtigen sind – und das sind nicht die Erlebnisse der Nachbarin, Bloggerin oder der Arbeitskollegin, sondern jene Erfahrungen, die genauso einzigartig sind, wie ihr es seid.

Seit Anbeginn aller Zeit sind Frauen schwanger und gebären Babys. Auf unsere Körper zu vertrauen und die Schwangerschaft und spätere Geburt ohne Ängste oder Stress erleben zu dürfen, ist ein lohnendes Ziel – dabei möchte ich euch, genauso wie meine Tochter von Herzen gerne unterstützen.

Alles Gute für die ganze Familie wünscht euch
eure Silvia Höfer.

PS. Aus Gründen der besseren Lesbarkeit habe ich keine geschlechtergerechte Schreibweise verwendet, sondern meistens spontan und abwechselnd eine Form. Dabei gelten sämtliche Personenbezeichnungen gleichermaßen für alle Geschlechter.

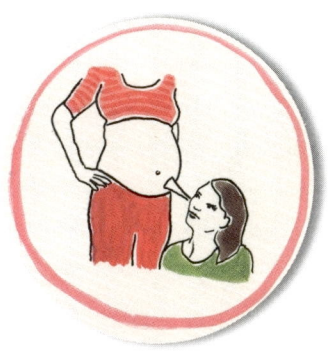

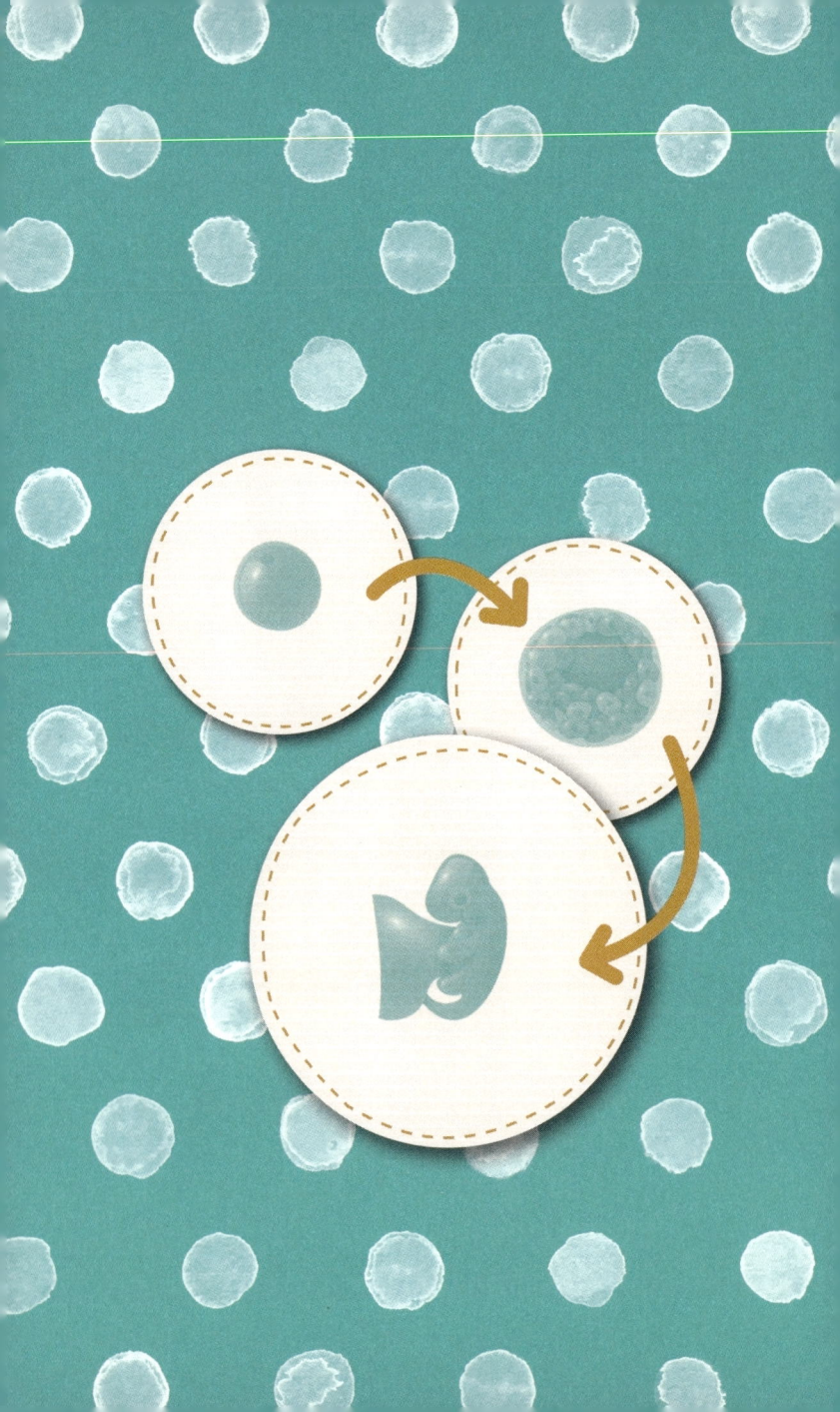

Die ersten zehn Wochen

Alles-oder-nichts-Prinzip 14 •
To-do-Liste 16 • Betreuung 18 •
Ernährung 20 • Übelkeit 26 •
Im Restaurant 28 •
Auf Feiern 30 • Meine Brüste 32 •
Vorsorge 34 •

In allem Anfang liegt ein Zauber – zwei Linien in Pink

Wie auch immer euer Baby entstanden sein mag: Wenn die Linien auftauchen, wird euch höchstwahrscheinlich eine Menge durch den Kopf schwirren. Vom totalen Kopfkino über zwei Tage Unfähigkeit einen vernünftigen Satz zu formulieren bis zu einem leichten Schockzustand, bei dem alle Gedanken erst einmal eingefroren sind.

Und es macht natürlich einen Unterschied, wie es entstanden ist: Beim One-Night-Stand müsst ihr eure naheliegenden Zukunftspläne über den Haufen werfen und euch vielleicht auf die Realität der Alleinerziehenden vorbereiten, während beim Kinderwunschpaar das Kinderzimmer schon für das/die Baby(s) eingeplant ist.

Versucht all das erst einmal zu vergessen und einen Moment innezuhalten. Es ist der Anfang von etwas ganz Großem. Ihr erwartet ein Baby – vielleicht Babys. Ihr werdet Mütter.

Und das Ganze dauert noch gute neun Monate, bis ihr so weit sein müsst. Also lasst es langsam angehen. Versucht dieses kleine Wesen in euch positiv anzunehmen und gönnt euch ganz bewusst diesen Moment der Ruhe, um euch an ihn erinnern zu können, wenn es in der nächsten Zeit etwas turbulenter wird.

Alkohol zu Beginn der Schwangerschaft

Bei einer geplanten Schwangerschaft wirst du die Finger von Alkohol, Nikotin und sonstigen Drogen sowie Medikamenten ja wohl eher lassen. Aber das ist manchmal fernab der Realität. Und dass es nun gerade jetzt zur Hochzeit der besten Freundin funktioniert hat – und keiner ja weiß, wann es wirklich so weit ist …

Zum Glück gibt es bei der Entwicklung neuen Lebens eine Art Sicherheitsfunktion. So sind in den ersten Tagen der Kindesentwicklung, also bevor der Schwangerschaftstest positiv ist, die kleinen Zellen noch pluripotent. Das heißt, dass sie sich in alle möglichen Zelltypen (zum Beispiel Haut, innere Organe, Nervenzellen etc.) differenzieren können. Ist eine Zelle geschädigt, kann sie meist noch repariert oder durch eine andere Zelle ersetzt werden. Wenn die Schäden gravierend sind und kein gesundes Baby mehr entstehen kann, stirbt der Embryo ab. Das nennt man auch das **Alles-oder-nichts-Prinzip, das für die ersten ca. 15 Tage gilt.** Danach beginnt die Ausbildung der Organe. Dies ist das empfindlichste Stadium der Schwangerschaft. Sobald du also von der Schwangerschaft weißt, ist es sinnvoll, die Finger von Drogen aller Art zu lassen.

Doch keine Panik, solltest du erst später erfahren haben, dass du schwanger bist, und »gesündigt« haben: Selbst dann ist eine Schädigung durch Alkohol oder Nikotin und die meisten Medikamente nicht sehr wahrscheinlich. Der kleine Embryo wird erstaunlich gut geschützt.

Marie

Ich starrte auf den Test mit den beiden Streifen für gefühlt eine Stunde. Ich drehte und schüttelte ihn und hoffte auf das Wunder, dass er einen Streifen verliert. Aber es war und blieb ein fettes POSITIV und es machte mir klar, dass sich meine Pläne für immer ändern würden.

Eine »To-do-Liste« für die ersten 10 Wochen

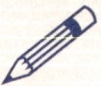

✓ Wenn dein Test positiv war, kannst du den sogenannten **errechneten Geburtstermin** berechnen. Nach dem ersten Tag der letzten Regel dauert es ca. 280 Tage (266 Tage nach der Befruchtung), bis ein kleiner Mensch zur Welt kommt. Wenn du nicht mehr weißt, wann der erste Tag deiner letzten Regel war, ist ein früher Besuch bei deiner Gynäkologin sinnvoll. Eine frühe Ultraschalluntersuchung hilft, den errechneten Geburtstermin zu finden. Sonst reicht die erste Untersuchung in der 6. bis 8. Schwangerschaftswoche, wenn du keine Beschwerden wie Blutungen oder starke Schmerzen hast. Ach ja, nur vier Prozent der Babys kommen wirklich an dem errechneten Termin. Manche sind ein wenig gemütlich und kommen auch mal zehn Tage später. Also, den Termin auf jeden Fall noch nicht in der Welt verbreiten.

✓ Spätestens wenn du den errechneten Termin kennst, empfehle ich natürlich neben deinem Partner oder deiner Partnerin eine **Hebamme** zu kontaktieren, wenn du eine begleitende oder ausschließliche Betreuung durch diese Berufsgruppe wünschst. Solch eine aufregende Nachricht nicht noch weiter zu teilen, kann wirklich sehr schwer sein. Trotzdem kann es sinnvoll sein, erst einmal nur mit den Menschen die frohe Botschaft zu teilen, die es wirklich wissen müssen.

✓ **Folsäuretabletten** werden allen Frauen mit Kinderwunsch und allen werdenden Müttern bis zum Ende der 12. Schwangerschaftswoche empfohlen. Fachleute empfehlen, ein Präparat mit 400 Mikrogramm Folsäure pro Tag zusätzlich zur ausgewogenen Ernährung einzunehmen. Ab der 13. Woche musst du sie nicht mehr einnehmen.

✓ Eine ausreichende **Jodaufnahme** ist schon im Vorfeld der Schwangerschaft gesund. Zu einer guten Versorgung tragen Jodsalz und Lebensmittel mit Jod, zum Beispiel zwei Portionen Meeresfisch pro Woche und der regelmäßige Verzehr von Milch- und Milchprodukten, bei. In der Schwangerschaft wird dazu geraten, zusätzlich Jodtabletten einzunehmen (100 bis 150 Mikrogramm Jod pro Tag, wenn du keinen Fisch isst). Falls du aber eine Schilddrüsenerkrankung haben solltest, musst du vorher mit deinen Ärzten sprechen.

✓ Eine genaue Dokumentation der **Medikamenten-/Nahrungsergänzungseinnahme** in der Schwangerschaft ist sinnvoll. Du findest unter: www.embryotox.de/wirkstoffe-auswahl.html ein Formular für deine eigene Übersicht. Am besten ausdrucken und vor deinem ersten Ärztinnen-/Hebammenbesuch ausfüllen.

✓ Geh viel raus! **Frische Luft und Bewegung** fördern dein Wohlbefinden, stärken das Immunsystem und helfen dir, ein Normalgewicht zu halten. Sport wie Yoga, Schwimmen, Fahrradfahren und Spaziergänge helfen dir, fit zu bleiben.

✓ Verabschiede dich von **Tabak, Alkohol und weiteren Drogen.** Wem das zu schwerfällt, dem bieten Krankenkassen, besonders geschulte Ärzte und die Bundeszentrale für Gesundheitliche Bildung Entwöhnungsprogramme und Telefonberatung an.

✓ Lass das **Katzenklo** von jemand anderem reinigen. Und trage Handschuhe bei der Gartenarbeit. In seltenen Fällen kann im Katzenkot ein Parasit namens Toxoplasma gondii leben und auf dich und das Baby übertragen werden.

✓ Und nun, zuletzt und kein bisschen unwichtig: **Gehe gelassen mit dir um** und setze dich nicht unter Druck. Diese müde Anfangsphase wird nicht für immer bleiben. Denke immer daran, was du an Großartigem leistest!

Welche Betreuung passt zu mir?

Erst einmal durcheinander? Kein Wunder bei allen Informationen, die nun auf dich einstürmen. Neben der besten Freundin, die schon Mutter geworden ist, und vielleicht auch der eigenen Mutter können Hebammen und Fachärztinnen für Frauenheilkunde dich durch das Dickicht geleiten. Mit diesen Begleiterinnen kannst du herausfinden, welcher Weg der Betreuung für dich der richtige ist, welche Untersuchungen dir helfen können, dich rundum wohlzufühlen, und auch welche du nicht in Anspruch nehmen möchtest.

Die Fähigkeit ein Baby auszutragen und zu gebären, ist seit Jahrtausenden im Erfahrungswissen aller Frauen verankert. Eine Unterstützung in dieser Lebensphase durch erfahrene Mütter und später durch Hebammen ist seit vielen Jahrhunderten in den meisten Teilen dieser Welt etabliert. Dagegen ist die medizinische Betreuung eine sehr neue Variante. Die medizinischen Angebote zu Schwangerschaft, Geburt und Wochenbettzeit sind kein Zwang für dich. Aber dann, wenn du diese Angebote wünschst, kannst du sie kostenfrei nutzen.

Höre dich frühzeitig in deiner Umgebung nach professioneller Begleitung um: Du findest Fachärztinnen für Frauenheilkunde unter www.frauenaerzte-im-netz.de und Hebammen unter www.hebammenverband.de/familie/hebammensuche/.

Viele werdende Mütter lieben speziell die aufsuchende Betreuung zur Schwangerenvorsorge oder zur Hilfeleistung bei Beschwerden durch Hebammen. Gerade, wenn schon Kinder im Haushalt leben, fällt die Alltagsorganisation durch die Hebammenhausbesuche dann leichter. Die meisten Frauen finden es ideal, wenn sie von beiden Berufsgruppen – aufeinander abgestimmt – betreut werden. Sowohl Ärztinnen als auch Hebammen verfügen über spezielle fachliche Kompetenzen und

Erfahrungen, die sich bestens ergänzen, aber oft nicht ersetzen können.

Hebammen

Die Hebamme ist Expertin für alle Themen angefangen, vom Beginn der Schwangerschaft über Geburt und Wochenbett bis zum Ende der Stillzeit. Du kannst also zu jedem Zeitpunkt der Schwangerschaft mit deiner Hebamme in Verbindung treten und sie um Rat fragen.

Hebammen beraten zu Ernährung, Lebensweise in der Schwangerschaft, Partnerschaft und Sexualität, sozialen Hilfen in der Schwangerschaft und nach der Geburt, Wahl des Geburtsortes und Vorbereitung auf das Kind, Leben mit dem Baby und Betreuung in besonderen Lebenssituationen vor und nach der Geburt. Sie bieten Schwangerenvorsorge, Hausbesuche bei Schwangerschaftsbeschwerden und vorzeitigen Wehen, Geburtsvorbereitung, Schwangerschaftsgymnastik, Babypflege, Rückbildungsgymnastik und Babymassage an. Auch Geburtshilfe im Krankenhaus, im Geburtshaus oder zu Hause bieten einige meiner Kolleginnen an. Nach der Geburt machen sie Hausbesuche zur Wochenbettbetreuung und beraten bei Stillbeschwerden. Gesetzliche Krankenkassen übernehmen alle medizinisch notwendigen Kosten. Und falls du privat versichert bist, frage bei deiner Krankenkasse nach, welche Hebammenleistungen übernommen werden.

Frauenärztinnen

Deine Frauenärztin ist Ansprechpartnerin bei allen Fragen zur weiblichen Gesundheit. Deine Ärztin begleitet dich durch die Schwangerschaft und überwacht deine Gesundheit und die deines Babys mit einem umfangreichen Angebot medizinischer Diagnoseverfahren.

Die ärztliche Ausbildung und Tätigkeit schult insbesondere den Blick für alle Risiken, abweichenden Entwicklungen und möglichen Krankheiten.

Zum Beratungs-, Untersuchungs- und Leistungsspektrum deiner Frauenärztin gehören vor allem: Vorsorgeuntersuchungen, Labor- und Ultraschalluntersuchungen, Verfahren der pränatalen Diagnostik, die Fehlbildungen und Krankheiten an ungeborenen Babys ermitteln sollen, Untersuchungen im Wochenbett (sechs bis acht Wochen nach der Geburt), Verhütungsberatung, Krebsfrüherkennung und Impfungen.

Die Kosten aller als notwendig definierten Untersuchungen werden von den Krankenkassen übernommen.

Was bedeutet »ausgewogene Ernährung« für mich?

Wundert euch nicht, dass ihr in den nächsten Monaten von allen Seiten mit Ernährungstipps bedacht werdet. Da fällt es natürlich schwer, die Vielzahl an Ratschlägen richtig einzuschätzen. Auch ich entdecke in meiner Fachliteratur ständig neue Empfehlungen, die sich zum Teil widersprechen. Ich beobachte das inzwischen sehr skeptisch. Ein zu stark eingeschränkter Speiseplan ist eher kontraproduktiv. Schließlich müssen du und dein Baby alle wichtigen Nährstoffe bekommen.

Mach dich nicht verrückt! Mit einigen Ausnahmen kannst du deine Lieblingsmahlzeiten auch weiter genießen. Abgesehen vom erhöhten Bedarf an Jod und Folsäure brauchst du gerade einmal zehn Prozent mehr Kalorien, um dein Baby über deinen Stoffwechsel gut zu versorgen – und das auch erst ab dem vierten Monat der Schwangerschaft. Für diesen Mehrbedarf an Kalorien reicht ein Käsebrot mit einer Tomate oder einem Apfel dazu. Dem erhöhten Bedarf an einzelnen Nährstoffen kannst du im Alltag leicht gerecht werden, indem du viel Gemüse, Obst und Vollkornprodukte in deinen Speiseplan einbaust.

Wenn du grundsätzlich deinen Nahrungsplan überdenken möchtest, finde ich das wundervoll! Es ist einfach eine hervorragende Gelegenheit, dich schon jetzt auch auf die gesunde Ernährung deines Kindes vorzubereiten.

Für dich und dein ungeborenes Baby gilt genau das, was in jeder Lebensphase guttut: bewusst, abwechslungsreich und ausgewogen essen und trinken!

- Genieße **reichlich kalorienfreie/kalorienarme Getränke und pflanzliche Lebensmittel.**
- Iss **tierische Lebensmittel nur in Maßen** und bevorzuge dabei fettarme Milch und Milchprodukte, fettarmes Fleisch, fettarme Fleischwaren und fettreiche Meeresfische. Zweimal pro Woche Fisch, davon einmal eine fettreiche Sorte wie Wildlachs, Hering, Makrele oder Sardinen. Die meisten Fischarten und Meeresfrüchte kannst du in der Schwangerschaft ohne Probleme essen, sofern sie vorher gründlich gegart wurden. Größere Raubfische wie Hai, Heilbutt, Thunfisch, Hecht, Seeteufel, Schwertfisch und Steinbeißer aber besser meiden, da sie stärker mit schädlichem Quecksilber belastet sein können.
- **Fette** mit hohem Anteil gesättigter Fettsäuren sowie Süßigkeiten und Snackprodukte nur sparsam verzehren.
- Gönne dir **regelmäßige Mahlzeiten** für ein besseres Wohlbefinden.

Lebst du vegetarisch?

Solange du gerne genug Milch und Milchprodukte zu dir nimmst und deine Eisenversorgung gut im Blick behältst, steht einer vegetarischen Ernährung nichts entgegen. Fettreduzierte Milch und Milchprodukte, Eier, Hülsenfrüchte und Getreideprodukte gewährleisten in der Regel eine ausreichende Eiweißzufuhr. Den Mineralstoff Eisen, der bedeutsam für deinen Stoffwechsel und für die Entwicklung des ungeborenen Babys ist, findest du, wenn du reichlich Vollkornprodukte, Hülsenfrüchte und Eier in deinen Speiseplan einbaust und dazu Gemüse oder Obst isst. Denn mit dem Vitamin C aus Brokkoli, Orangen und Co. verbessert sich die Eisenaufnahme aus dem Getreide. Eisenpräparate sind nur sinnvoll, wenn deine Ärztin bei dir einen Eisenmangel feststellt. Schwangeren Vegetarierinnen, die keinen Fisch essen, werden Nahrungsergänzungsmittel mit der Omega-3-Fettsäure DHA empfohlen.

Oder vegan?

Wenn du in der Schwangerschaft ganz auf tierische Produkte verzichtest, ist eine Kontrolle der ausreichenden Versorgung mit allen Nährstoffen in Form von Blutuntersuchungen und eine besondere Beratung zum Thema sinnvoll. Sprich in jedem Fall mit deiner Hebamme oder Frauenärztin über Ernährungsberatungsstellen. Die meisten Experten raten von einer komplett veganen Ernährung für Schwangere ab beziehungsweise empfehlen, den Mehrbedarf durch Nährstoffpräparate zu decken. Die große Herausforderung für Frauen, die sich in der Schwangerschaft vegan ernähren, ist die Deckung des Bedarfs an Vitamin B 12, Eiweiß, langkettigen Omega-3-Fettsäuren, Eisen, Kalzium, Zink, Vitamin B 2 und Vitamin D.
Auch wenn ich sonst nicht gerne Nahrungsergänzungsmittel empfehle: Jetzt ist die Zeit reif dafür!

Und das dann bitte in der Schwangerschaft weglassen oder beachten!

Hier sind die Lebensmittel, um die du in deiner Schwangerschaft besser einen großen Bogen machst

- Verabschiede dich von **Alkohol.** Die Empfehlungen dazu sind eindeutig – 0 Promille!

- Das Weglassen betrifft in besonderem Maße **rohe tierische Lebensmittel** wie rohes oder nicht durchgebratenes Fleisch, Leber, Rohwurst (Pasteten, Salami, Teewurst) und Rohschinken, roher Fisch und rohe Meerestiere, Rohmilch, rohe Eier sowie daraus hergestellte, nicht ausreichend erhitzte Lebensmittel.

- Auch **Weichkäse, Rohmilchkäse** (Gorgonzola und Roquefort) und **Räucherfisch** solltest du meiden.

- Tiefgefrorene Fertiggerichte mit Eierprodukten, Geflügel oder Meeresfrüchten können Erreger enthalten. Diese überleben, wenn die Gerichte nicht gründlich erhitzt werden. Erwärme daher **Tiefkühlkost niemals in der Mikrowelle.**

- Die Lust auf **Süßes** steigt oft, wenn das Leben etwas fordernder wird. Falls dies für dich zutreffen sollte, umgebe dich mit gesunden Snacks. Und das in deiner Handtasche, deinen Schränken und im Kühlschrank. Bald steht ein Bluttest an, der nach **Schwangerschaftsdiabetes** forscht, einer Form der Zuckerkrankheit, die erstmals während der Schwangerschaft festgestellt wird. Meist normalisieren sich die Werte nach der Geburt des Babys wieder. Früh herausgefunden, kann schon eine Änderung deiner Ernährung die Probleme beseitigen. Bleibt die Erkrankung unentdeckt oder unbehandelt, kann sie für dich und dein Baby gefährlich werden, weil ihr dann beide unter der Stoffwechselstörung leidet. Vorbeugen kannst du, indem du dich gesund ernährst und viel bewegst. Schon einmal gehört – oder?

Und hier die Regeln,
die du beim Kochen beachten solltest

Manche Lebensmittel können **Erreger** enthalten, die dem Baby schaden können. Es geht um die Auslöser für Toxoplasmose und Listeriose. Das sind relativ seltene, aber für das Baby ernsthafte Infektionskrankheiten, die meist durch den Verzehr roher tierischer Produkte hervorgerufen werden. Meide daher bestimmte Lebensmittel und achte beim Umgang mit Lebensmitteln auf einige **Hygieneregeln.** Lebensmittelvergiftungen kennen keine Gnade.

- Wasche immer zuerst deine **Hände mit Wasser und Seife,** und das auch zwischen der Zubereitung von Fleisch und Salat.
- **Wasche rohes Obst und Gemüse sowie Blattsalate** stets gründlich. Und schäle erdnah gewachsenes Gemüse bitte möglichst.
- Bewahre mit Erde behaftete Lebensmittel, zum Beispiel Karotten oder Kartoffeln, getrennt von anderen Lebensmitteln auf.
- Vorbereitete, abgepackte Salate und rohe Sprossen solltest du meiden.
- Als Jägerin verzichte auf den Genuss von mit Bleimunition geschossenem Wild. Schon geringe Mengen Blei sind ungesund für das Baby.
- **Generell gilt: Bereite alle leicht verderblichen Lebensmittel frisch zu** und verzehre sie bald. Braten, Dämpfen, Frittieren und gut Durchkochen reichen in der Regel aus, um schädliche Krankheitserreger in Lebensmitteln zu zerstören.

Rezept

Zucchini-Spinat-Salat mit Feta und Erdnüssen

1 Zucchini (ca. 200 g)
Salz
Pfeffer
25 g Baby-Blattspinat
¼ Knoblauchzehe
2 Stiele Oregano

30 g gesalzene Erdnusskerne
1 EL Balsamico-Essig
Saft von ¼ Limette
1 EL Olivenöl
50 g Fetakäse
etwas Öl

Zubereitung: Zucchini putzen, waschen und mit einem Sparschäler in längliche Scheiben hobeln. Eine Grillpfanne mit Öl auspinseln, Zucchini darin portionsweise unter Wenden je ca. eine Minute kräftig anbraten, mit Salz und Pfeffer würzen.

Spinat verlesen, waschen und abtropfen lassen. Knoblauch schälen und fein hacken. Oregano waschen, trocken schütteln, Blättchen von den Stielen zupfen und bis auf ein paar zum Garnieren fein hacken.

Erdnüsse in einer Pfanne ohne Fett goldbraun rösten. Aus der Pfanne nehmen und abkühlen lassen. Für die Vinaigrette Essig, Limettensaft, Oregano und Knoblauch verrühren, mit Salz, Pfeffer und Zucker abschmecken, Öl untermischen.

Spinat und Zucchini vermengen, auf einer Platte anrichten und mit Vinaigrette beträufeln. Feta grob darüber bröseln, mit Nüssen bestreuen. Mit Oregano garnieren. Lecker!

Mir ist sooo schlecht –
Hilfen und Tricks

Wundere dich nicht, wenn auch du mit Übelkeit zu kämpfen hast. Neun von zehn Frauen machen diese unangenehme Erfahrung. Laut Studien ereilt dieses Schicksal 63 Prozent am Morgen, 35 Prozent um die Mittagszeit und 36 Prozent am Abend. 5 Prozent behalten die Übelkeit bis zur Geburt, und eine von 300 Frauen leidet unter unstillbarem Erbrechen, auch *Hyperemesis gravidarum* genannt (www.hyperemesis.de). Nun, das sind die schlechten Nachrichten. Die guten sind: Das Ganze wird sich in der Regel zwischen der 14. bis 16. Schwangerschaftswoche erledigen! Als Ursache für dieses unschöne Lebensgefühl wird unter anderem die Umstellung im Hormonhaushalt angesehen, das heißt, wenn die Plazenta die Produktion der Schwangerschaftshormone übernimmt. Sieh es einfach als ein wirklich gutes Zeichen, dass dein Körper die Versorgung für das Baby prima meistert. Weitere Ursachen können starke Blutzuckerschwankungen sein und natürlich die Tatsache, dass du dich auch seelisch erst einmal auf die Situation einstellen musst.

Was den meisten Frauen auf dieser Welt geholfen hat: **Viiiiel ausruhen, andauernd gesunde Snacks futtern und viel trinken.** Müdigkeit fördert die Übelkeit, Dehydration sowieso und ein niedriger Blutzucker auch. Trinke also beim Aufwachen ein wenig, lege dir eine Banane, einen Toast mit Honig oder einen Keks ans Bett und esse ein wenig davon, schon bevor dir schlecht wird. Nimm auch für unterwegs eine Flasche mit einem Getränk mit und etwas, an dem du knabbern kannst. Es ist wirklich nicht schön, sich unterwegs übergeben zu müssen!! Denke daran, vorsorglich eine Tüte mitzunehmen.

Weitere Tricks (1000-fach erprobt!)

- Eiswürfel oder Wassermeloneneis-Lollies oder eingefrorene Orangenspalten lutschen.
- Vorm Einschlafen etwas lecker Füllendes essen. Oft helfen warmer Hafer- oder Reisbrei …
- … und andere stark kohlenhydrathaltige Speisen.
- Rieche an Zitronen oder Grapefruits.
- Kaue Fenchelsamen oder trinke warmes Wasser mit frischen Ingwerstückchen und Zitrone.
- Nimm immer Minzkaugummis mit.
- Auch die Akupressurbändchen gegen Reisekrankheit aus der Apotheke können helfen.

Rezepte, einfach und schnell

- Apfelspalten mit Cashewmus bestreichen und knabbern.
- Vollkornbrot mit zwei Löffeln Hummus und Gurke und Kürbiskernen oben drauf.
- Avocadospalten mir hart gekochten Eierscheiben.

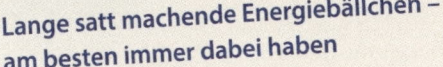

Rezept

Lange satt machende Energiebällchen – am besten immer dabei haben

1 Tasse Haferflocken
100 g Cashews, Pecanüsse oder Haselnüsse
2 Medjool-Datteln (sonst 3 getrocknete Datteln)
2 TL Rapsöl
1 TL Cashewmus

Zubereitung: Alles zusammen in den Mixer, danach in kleine Kugeln rollen und vielleicht noch in Kokosraspeln wälzen. Fertig. Am besten einfrieren. Dann halten sie lange und sind in ein bis zwei Minuten aufgetaut und wunderbar genussfertig.

Tipps für Restaurantbesuche

Es gibt keinen Grund, einen Restaurantbesuch nicht auch in der Schwangerschaft zu genießen – zumindest, wenn die Übelkeit vorbei ist. Mit ein paar Hinweisen kannst du auf vielen Menükarten das Richtige für dich finden. Schaue dir das Menü vor dem Besuch schon einmal online an und finde dabei heraus, ob dich vieles anlacht und du eine größere Auswahl für deinen Geschmack findest.

Wenn du dich bei deinen eventuellen Begleitern schon geoutet hast, kann es auch das Bedienungspersonal erfahren. Dieses ist dann gerne bereit, Fragen nach genauen Zubereitungsarten und Zutaten zu beantworten oder dir eine Vorspeisengröße des Hauptgerichtes zu bringen.

Bei folgenden Zutaten lass einfach die Finger davon

- **Speisen, die mit rohen Eiern zubereitet und nicht erhitzt sind** wie Mayonnaise, Sauce Hollandaise, kalte Soufflés, Mousse, Tiramisu und einige Eissorten wie zum Beispiel Zabaglione-Eis. Wenn du solche Geschmacksrichtungen liebst, wähle eher eine Crème brûlée, einen Caramel Custard, einen Käsekuchen oder Kuchen mit Baiser. Die sind alle super, weil dabei die Eizutaten genügend erhitzt wurden.
- **Alle Formen von rohem oder nicht durchgebratenem Fleisch** wie Tartar, Carpaccio oder ein Medium-Steak sind tabu. Bitte um Steak oder ähnliches Fleisch in durchgebratener Form. Das erkennst du daran, dass es in der Mitte nicht mehr rosa ist und der Fleischsaft klar und nicht rot ist.
- Bestelle auch keine **Pasteten,** weil die krankmachende Erreger enthalten könnten.
- Die meisten Fischarten und Meeresfrüchte sind – gut durcherhitzt – alle fein. Meide allerdings **größere Raubfische**.

- Salate und Gemüse sind bis auf **Coleslaw** okay, wenn sie gut gewaschen und frisch zubereitet sind. Beim Dressing **Blauschimmel- und Varianten mit rohem Ei** weglassen.
- Wenn ein Gericht Reis enthält, frage nach der frischen Zubereitung, weil **vorgekochter Reis,** der unsachgemäß gelagert wird, auch gerne fremdbesiedelt ist.
- Ja, und falls dich schon jetzt das Sodbrennen quält, lass die **sehr fetten und scharfen Speisen** weg. Die verschlimmern das Ganze. (Siehe Kapitel »Was bedeutet ausgewogene Ernährung für mich?«)

Für Kaffeetanten ...

Und nun der Kaffee nach dem Essen. Ja, das ist in Ordnung, wenn du vorher am Tag noch nicht so viel davon getrunken hast. Experten (auch international!) empfehlen schwangeren Frauen, nicht mehr als 200 mg Koffein am Tag zu sich zu nehmen. Damit du ungefähr weißt, wie viel 100 ml von deinem Kaffee-Getränk enthalten:

Cappuccino: 27 mg
Filterkaffee: 80 mg
Espresso: 110 mg
Latte macchiato: 11 mg
Schwarzer Tee: 25 mg
Grüner Tee: 10 mg
Cola: zwischen 10 und 35 mg
Schokolade: 100 g enthalten 100 mg Koffein
(Quelle: http://koffein.com/tabelle.html).

Ich gebe bewusst keine weiteren Energydrinks an, meine Lieben, da die immer hohe Anteile an Zucker- oder Zuckerersatzanteile beinhalten – sonst würde die Liste endlos werden ….!

Und alle Sushi-Liebhaberinnen ...

In Deutschland gilt eindeutig: Zur Sicherheit wird der Verzicht auf Sushi mit rohem Fisch wegen der Gefahr einer Keimbelastung empfohlen. Vegetarisches Sushi soll dagegen kein Problem sein. Aber: Glaubst du wirklich, dass im ranzigen Sushi-Laden um die Ecke die Messer und Unterlagen zwischen Fisch, Fleisch und vegetarisch gewechselt werden?

In anderen Ländern dieser Welt (zum Beispiel Japan, USA, GB) sieht man keine Probleme beim Verzehr von Sushi in der Schwangerschaft, solange der verwendete Fisch vorher bei -20 °C eingefroren war. Nur Schellfisch sollte durchgegart sein. Selbst die fertig abgepackten Supermarkt-Sushi sind dort kein »no go«, da von einer geschlossenen Kühlkette ausgegangen wird.

Überleben bei Hochzeits- und Weihnachtsfeiern

Was tun bei Einladungen, wie zum Beispiel zu Weihnachts- oder Hochzeitsfeiern, zu Beginn der Schwangerschaft, die du lieber absagen würdest, gerade wenn du dich nicht so gut fühlst und die frohe Botschaft noch nicht verbreiten möchtest? Wenn du da wirklich durchmusst, rate ich dir: Mach das Beste daraus! Dein Begleiter/Begleiterin wird glücklich sein, weil du das Auto fährst, und du kannst dein schauspielerisches Talent erproben, indem du gegen Ende der Party nicht zu nüchtern wirkst. Hier die Tipps einer erfahrenen Nichttrinkerin (deine Buchhebamme musste in ihrem Berufsleben jederzeit autofahrtüchtig sein – das heißt sieben Tage die Woche Tag und Nacht, daher der große Erfahrungsschatz):

- **Besprече mit deiner Begleitung vorher, wie lange ihr bleiben wollt,** dann gibt's nachher keine Diskussionen.
- **Wähle dein Outfit weise!** Nicht zu viel Ausschnitt und nicht zu locker um die Mitte herum. Die größer gewordenen Brüste machen deine erfahrenen Freundinnen sofort misstrauisch und der Blick wird dann schnell nach unten wandern.
- **Wähle ein Getränk (natürlich nicht alkoholisch) mit Sprudel,** notfalls mit ganz wenig klarem Apfelsaft, damit es wie ein Sekt wirkt. Super sind auch die gerade so angesagten Gin-Tonic-Drinks als Fake-Getränk: kleineres Glas mit Sprudel, Limettenschnitz und Strohhalm. Geht fast immer als echt durch. Falls ihr in einer richtigen Bar mit Profipersonal feiert, kennen sich die Menschen hinter der Bar wahrscheinlich mit vielen Fake-Drinks aus und machen sich oft mit euch einen Spaß daraus.
- **Bemühe nicht allzu oft Ausreden** wie: »Bin gerade auf Detox-kur«; »nehme gerade Antibiotika«; »meine Bauchspeicheldrüsenwerte sind schlecht«. Dann wollen alle wissen, was mit dir los ist und stellen womöglich unangenehme Fragen.
- **Denke auf jeden Fall daran, etwas zu essen** – was nicht immer leicht sein wird auf solchen Events mit Canapés voller Camembert und Rohschinken. Pack vorsichtshalber ein wenig Knabberzeug, das du gerade gut verträgst, in deine Handtasche, damit dir von dem ganzen Blubberwasser in den Fake-Alkohol-Drinks nicht noch schlechter wird.
- **Lass dich ruhig auf ein paar Tänzchen ein.** Sonst könnten deine Freundinnen auch wieder misstrauisch werden – gerade wenn du bisher immer gerne getanzt hast. Ist nicht leicht, ich weiß. Ab irgendeinem Zeitpunkt ist die Stimmung immer so aufgelockert mithilfe der vielen Drinks, dass du dich unbemerkt von der Tanzfläche zurückziehen kannst.

- Versucht bei eurem verabredeten Zeitpunkt des Verlassens der Party alles recht kurz zu arrangieren. Sagt nur den Gastgebern Adieu, dann fällt den neugierigen Freundinnen nicht auf, dass ihr schon weg seid.
- Denke immer daran, dass du dich ohne Alkohol wahrscheinlich am nächsten Morgen hundertmal besser fühlen wirst als alle anderen Feiergäste!

Was passiert mit meinen Brüsten?

Mal sehen, ob du auch so begeistert über die Zeichen deines Körpers sein wirst, wie ich es war. Sehr viele Frauen – und so erging es mir auch – wissen schon vor einem Test, dass sie schwanger sind, weil sich ihre Brüste so anders anfühlen. Diese sind empfindlicher, oft auch leicht gespannt – ein wenig wie kurz vor der Periode – und es kribbelt um die Nippel herum. Östrogene sorgen für eine bessere Durchblutung deines Brustgewebes und bereiten die Milchdrüsen auf ihre zukünftige Aufgabe vor. Dabei wird das sonst dort eingelagerte Fettgewebe weniger und wird erst nach dem Abstillen nach und nach wieder aufgebaut. Es ist also ganz normal, wenn nach dem Abstillen die Brüste etwas kleiner, schlaffer und faltiger wirken. Dabei ist es ganz egal, wie lange du gestillt hast. Das wird ein halbes Jahr später von ganz allein wieder anders aussehen. Die Brüste unterliegen im Leben einer Frau von Pubertät bis zur Menopause halt einem natürlichen Wandel. Die wichtige Botschaft dabei ist – egal was du vorher für Mythen gehört/gelesen hast: **Nicht das Stillen verändert die Brüste, sondern die Schwangerschaft!** Und das bis zu zwei bis drei Körbchengrößen und bis zu fünf Zentimeter im Umfang. Bei diesem raschen Wachstum kann es der Elastizität deiner Haut helfen, sie mit Öl oder einer Creme zu pflegen – dazu muss nichts mit »Schwangerschaft« auf der Tube stehen. Einen BH musst du nicht tragen, es sei denn, dass er dir angenehm ist oder du sonst eher Rückenschmerzen bekommst. Das große Gespenst »Hängebusen« wirst du weder mit teuren BHs, Lotionen, Spezialdiäten, Gymnastikübungen noch mit heiß-kalten Wechselduschen abwenden können. Du kannst lediglich die Zeichen der Zeit etwas mindern, indem du auf das Rauchen verzichtest und indem du stillst. Die Wissenschaft geht davon aus, dass Stillhormone die Zellregeneration fördern und das Brustgewebe langfristig festigen.

Marie, 38 Jahre, Mutter von 3 Kindern

In der Pubertät schauten im Sportunterricht alle Freundinnen und die Jungs auf meine sich nicht verändernden Brüste. Ich war bis zum Zeitpunkt meiner Schwangerschaften und Stillzeiten flach wie ein Brett! Dann begeistert über meine weiblichen Rundungen fühlte ich mich sehr sexy – zum ersten Mal im Leben! Ein Hoch auf Schwangerschaftshormone.

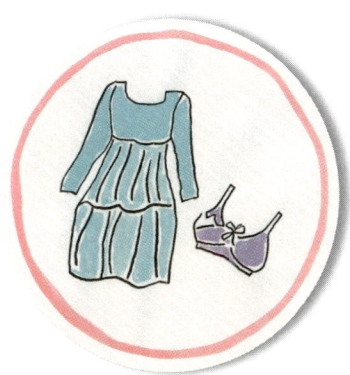

Schwangerenvorsorge und Pränataldiagnostik: Was brauche ich, was möchte ich wirklich wissen?

Viele schwangere Frauen haben – außer als Baby beim Neugeborenenscreening – noch nie eine Blutuntersuchung erlebt, wenn sie in meine Praxis kommen. Tja, und dann werden bei Vorsorgeuntersuchungen in der Schwangerschaft 120 Tests angeboten (Urin- und Bluttests, Ultraschall, Blutdruck messen, wiegen ...), die alle wichtig für den gesunden Verlauf sein sollen. Das kann schon manchmal überwältigend sein.

Lass dir alles erklären und traue dich auch immer nachzufragen, wenn dir etwas unklar sein sollte. Und denke immer daran, dass **alle Untersuchungen optional** sind. Du darfst also auch »Nein« sagen oder um Bedenkzeit bitten. Wenn du wegen der Blutabnahme mit einem mulmigen Gefühl in die Praxis gehst, informiere dich vorher unter: www.verbraucherzentrale.de/schwangerschaftsvorsorge.

Es ist eine gute Idee, nicht nüchtern und mit einer Flasche Wasser ausgestattet zum ersten Termin zu gehen. Falls es dir dann noch immer etwas unheimlich ist, lege dich für die erste Blutabnahme auf eine Liege. Alle »Vampire« in den Praxen sind sehr erfahren. Und sei sicher, dass du dich im Verlauf der Schwangerschaft selbst daran gewöhnen wirst!

Die Aussage **»Hauptsache gesund«** höre ich am Anfang der Schwangerschaft von den meisten werdenden Eltern, wenn ich nach den Wünschen für das Baby frage. Aus diesem Grund möchtest vielleicht auch du möglichst alle Untersuchungsangebote wahrnehmen. Natürlich in der Hoffnung, dass mit einem unauffälligen Ergebnis auch all deine Unsicherheiten verschwinden. Allerdings ist es natürlich auch so, dass mit je-

der zusätzlichen Untersuchung die Wahrscheinlichkeit steigt, dass dich verunsi-
chernde Normabweichungen gefunden
werden – ein Dilemma.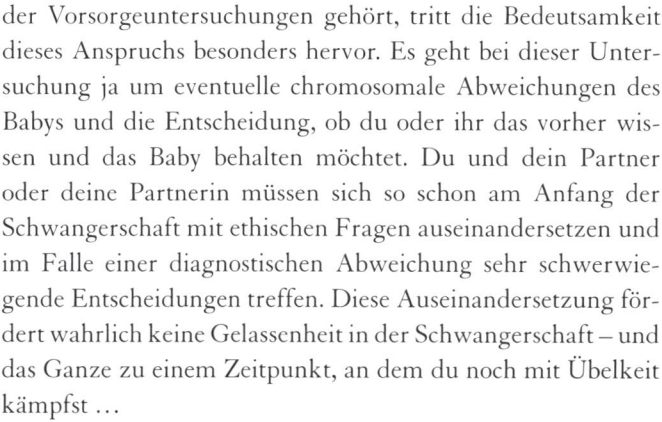
Jede vorgeburtliche Beratung hat den
Anspruch, eine gut informierte, mit dir
gemeinsam gefundene Entscheidung zu
ermöglichen. Am Beispiel der **Pränataldiagnostik,** die nicht zum normalen Angebot
der Vorsorgeuntersuchungen gehört, tritt die Bedeutsamkeit
dieses Anspruchs besonders hervor. Es geht bei dieser Untersuchung ja um eventuelle chromosomale Abweichungen des
Babys und die Entscheidung, ob du oder ihr das vorher wissen und das Baby behalten möchtet. Du und dein Partner
oder deine Partnerin müssen sich so schon am Anfang der
Schwangerschaft mit ethischen Fragen auseinandersetzen und
im Falle einer diagnostischen Abweichung sehr schwerwie-
gende Entscheidungen treffen. Diese Auseinandersetzung fördert wahrlich keine Gelassenheit in der Schwangerschaft – und
das Ganze zu einem Zeitpunkt, an dem du noch mit Übelkeit
kämpfst …

Wenn du dir Sorgen machst, kann dir ein qualifiziertes Be-
ratungsangebot helfen, dich über die Tragweite und Beweg-
gründe deines Untersuchungswunsches klar zu werden. Nutze
ruhig dein **Recht auf Aufklärung und Beratung.** Du bist mit
deinen Fragen und Sorgen nicht allein!

Eine Beratung kann dich auch in einer schwierigen Entschei-
dungssituation entlasten und dir helfen, die Entscheidung zu
treffen, mit der du leben kannst. Beratungsmöglichkeiten gibt
es zum einen von der ärztlichen Seite aus durch Frauenärztinnen, Pränatalmediziner, Humangenetiker und Kinder-
ärztinnen und zum anderen auch auf der psychosozialen Seite

durch Schwangerschaftsberatungsstellen sowie weiterführende Hilfe durch Seelsorger/-innen, Hebammen, Frühförderungs- und Selbsthilfegruppen. Über das Internet findest du unter: www.familienplanung.de/beratung/beratungsstellensuche/ auch in deiner Umgebung die Adressen für Beratungsstellen.

Alle Frauen möchten ihre Schwangerschaft in Ruhe und möglichst frei von Sorgen erleben. Du möchtest möglicherweise gar nicht wissen, ob dein Baby krank oder mit einer Behinderung zur Welt kommen könnte. Du hast ein **Recht auf »Nichtwissen«!** Das »Recht auf Nichtwissen« ist auch Teil deines Selbstbestimmungsrechtes als Patientin.

Wenn du über all die Untersuchungen im Rahmen der Pränataldiagnostik nachdenkst, ist es wichtig sich klarzumachen, dass nur drei bis vier Prozent aller Behinderungen und Erkrankungen vor der Geburt festgestellt werden können. 30 bis 40 Prozent treten um die Geburt und innerhalb der ersten Lebensmonate zutage, und etwa 60 Prozent werden erst im Laufe des Lebens erkannt.

Alle möchten euch mit positiven Nachrichten unterstützen. Aber deine Ärztin/Hebamme muss bei Gesprächen über auffällige Befunde immer auch für eine wirklich umfassende Aufklärung sorgen und somit ihre eigene Verantwortlichkeit entlasten – im Hinblick auf juristische Probleme. Deshalb auch muss sie gruselige Fachbegriffe, die mögliche Folgen benennen, in den Mund nehmen. Da heißt es für dich/euch als werdende Eltern erst einmal tief durchzuatmen und nachzufragen, was diese Untersuchungsergebnisse bei Normabweichungen denn genau aussagen.

Denkt immer daran, dass auch Laborwerte falsch sein können. Es kommt häufiger im Verlauf der Schwangerschaft kurzzeitig zu Abweichungen vom Normbereich. Also keine Panik!

Das **Schema der Vorsorgeuntersuchungen** sieht bei einem

gesunden Schwangerschaftsverlauf vierwöchentliche Untersuchungsabstände in den ersten Schwangerschaftsmonaten vor und ab der 32. Schwangerschaftswoche dann 14-tägige Intervalle. Das sind eine Menge Untersuchungen in einer gesund verlaufenden Schwangerschaft. Eine Untersuchung der Weltgesundheitsorganisation in mehreren Ländern ergab, dass eine Reduzierung der Anzahl der Schwangerenvorsorgetermine bei gesunden schwangeren Frauen und Babys von in Deutschland elf zugedachten Untersuchungen auf fünf bis sieben möglich wäre – ohne gesundheitliche Nachteile für dich und dein Baby. Also schau einfach, was dir an Routinechecks und weitergehenden Untersuchungen guttut. Kopf- und Bauchgefühl helfen bei deinen Entscheidungen!

Ergül, 26 Jahre, 2. Kind

Mein Mann und ich wussten von vorne herein, dass wir unsere Babys so annehmen, wie sie sind. Auch wenn sie krank sein würden. Wir haben uns für eine erweiterte Ultraschalluntersuchung entschieden, weil wir unser Baby, wenn es möglicherweise nicht gesund sein sollte, in der Nähe der besten Kinderklinik zur Welt bringen wollten.

Was sind IGeL-Leistungen?

Viele schwangere Frauen erleben, dass ihnen bei einer Schwangerenvorsorgeuntersuchung zusätzliche Diagnose- und Behandlungsmethoden angeboten werden, die nicht zum Leistungsspektrum der gesetzlichen Krankenkassen gehören. Diese Wahlleistungen, auch Individuelle Gesundheitsleistungen (kurz IGeL genannt), müssen aus eigener Tasche bezahlt werden. Zum weitaus größeren Teil sind IGeL medizinische Maßnahmen zur Vorsorge, Früherkennung und Therapie von Krankheiten, die nicht zeigen können oder nicht gezeigt haben, dass sie, wie es das Gesetz fordert, »ausreichend, zweck-

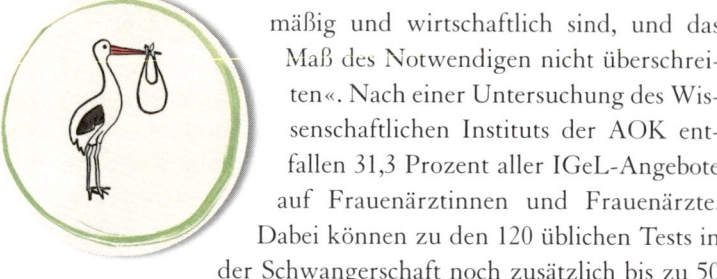

mäßig und wirtschaftlich sind, und das Maß des Notwendigen nicht überschreiten«. Nach einer Untersuchung des Wissenschaftlichen Instituts der AOK entfallen 31,3 Prozent aller IGeL-Angebote auf Frauenärztinnen und Frauenärzte. Dabei können zu den 120 üblichen Tests in der Schwangerschaft noch zusätzlich bis zu 50 Untersuchungsangebote hinzukommen. Oft wirst du der Bedeutung und Wirkung der kostenpflichtigen Extras hilflos gegenüberstehen und schwer beurteilen können, wie das Ganze dir oder dem Baby helfen kann.

Verbraucherzentralen und Krankenkassen sagen dazu:

IGeL in der Schwangerschaft versprechen nicht unbedingt eine bessere Vorsorge. Die Schwangerschaftsvorsorge per Gesetz bietet werdenden Müttern in Deutschland alle medizinisch notwendigen Untersuchungen. In Risikofällen übernehmen die Krankenkassen die Kosten für weitere erforderliche Maßnahmen. Darüber hinaus gewähren viele Kassen freiwillig weitere Extras.

Bevor du einem IGeL-Angebot zustimmst, ist es wichtig, dass du dich grundsätzlich umfassend von deiner Ärztin oder deinem Arzt informieren lässt. Lass dir erklären, warum sie/er die IGeL für notwendig und eine entsprechende Kassenleistung für nicht ausreichend hält. Auch sinnvoll ist die Frage, welche Vor- und Nachteile die IGeL hat und wie gut diese nachgewiesen sind. Und schließlich solltest du erfahren, wie viel du dafür bezahlen sollst. Es besteht also keine Notwendigkeit, ein IGeL-Angebot sofort in Anspruch zu nehmen. Bevor deine Ärztin oder dein Arzt die IGeL ausführt, musst du einen Vertrag unterschreiben.

Entscheide für dich, ob die angebotene Leistung sinnvoll ist. Zusätzliche ärztliche Leistungen sorgen nicht automatisch für mehr Sicherheit! Unabhängig von der Beratung durch deine Ärztin kannst du dir Rat bei deiner Hebamme, bei deiner Krankenkasse und bei Verbraucherzentralen (die Patienten- und Pflegeberatung oder auch ein Informationstelefon zur Gesundheit unterhalten) einholen. Du kannst auch beim IGeL-Monitor (www.igel-monitor.de), der einige der individuellen Gesundheitsleistungen auf den Prüfstand stellt, sowie in der Broschüre der Bundesärztekammer und der Kassenärztlichen Bundesvereinigung (www.igel-check.de) Informationen einholen.

Hebammenzusatzleistungen

Bei einer individuellen Geburtsbegleitung kann eine mehrwöchige Rufbereitschaft der Hebamme in Anspruch genommen werden. Viele Krankenkassen übernehmen hier die Hälfte der Kosten. Dein Eigenanteil variiert für diese Leistung in etwa zwischen 150,- bis 500,- €.

Auch bei Kursen wie Yoga oder Säuglingspflege für Neugeborenen, Geschwister- oder Großelternkurse, die von Hebammen angeboten werden, musst du mit Kosten rechnen. Solche Kurse kosten etwa 40,- bis 100,- €. Einige Krankenkassen zahlen auch die Kinderwunschberatung durch Hebammen. Frage bei deiner Krankenkasse vor einem Kurs nach, welche Zusatzleistungen in der Schwangerschaft im Leistungsspektrum enthalten sind.

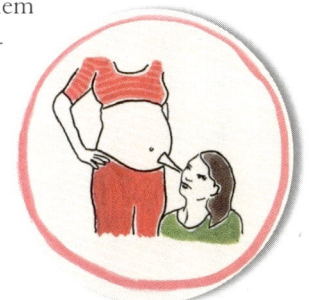

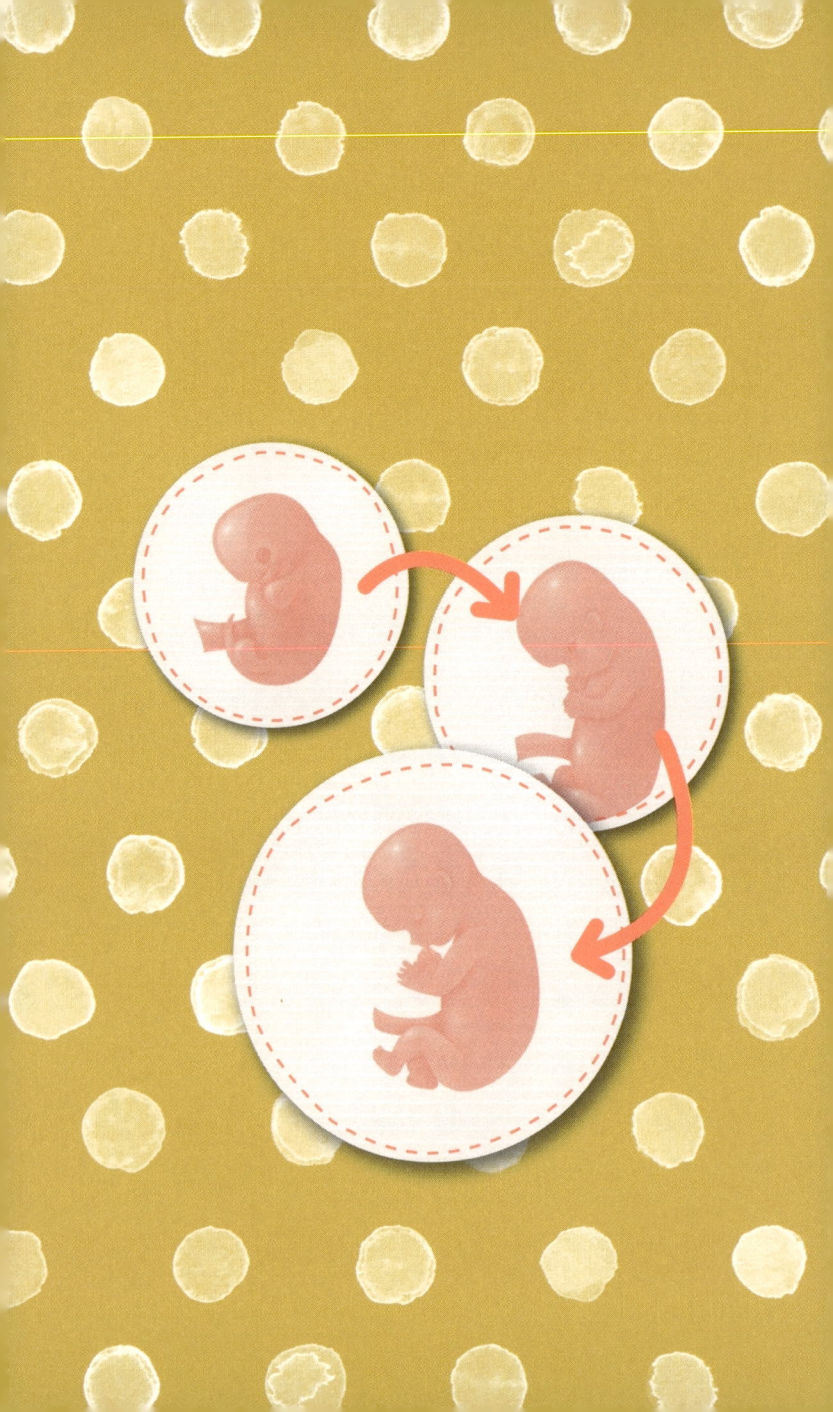

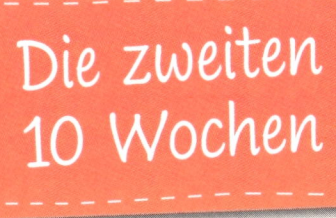

Die zweiten 10 Wochen

To-do-Liste 42 • Mutterpass und Ultraschall 44 • Partner-Tipps 50 • Der richtige Zeitpunkt 52 • Das Geschlecht 53 • Kindsbewegungen 54 • Bauchumfang 56 • Gut fürs Baby 57 • Großartig! 58 • Sport 60 • Schmerzen 63 • Beziehungen 66 • Sex 68 • Verreisen? 71 • Recht & Finanzen 74 • Familie werden 77

Eine »To-do-Liste« für die nächsten 10 Wochen

✓ Vereinbare einen **Termin bei deinem Zahnarzt**. Da die Zusammensetzung des Speichels und deines Speichelflusses verändert ist, durch möglicherweise häufiges Erbrechen die Zähne angegriffen sind, sich das Zahnfleisch lockert und besser durchblutet wird, erhöht sich die Wahrscheinlichkeit von Karies und Zahnfleischentzündungen. Phänomene wie häufiges Zahnfleischbluten und leichte Entzündungen sind normal. Besuche gleich zu Anfang deine Zahnärztin, putze deine Zähne mindestens zweimal täglich, spüle mit einem milden und entzündungshemmenden Mundwasser und benutze Zahnseide, um Speisereste aus den Zahnzwischenräumen zu entfernen. Karies – auch bei deinem Partner – unbedingt behandeln lassen, da die Bakterien beim späteren Schmusen mit eurem Baby übertragen werden können.

✓ Wenn du über die übliche Schwangerschaftsvorsorge hinaus eine **vorgeburtliche Diagnostik** in Anspruch nehmen möchtest, wäre jetzt der Zeitpunkt für: Nackenfaltenmessung (zwischen der 11. und 14. Schwangerschaftswoche), Erst-Trimestertest (zwischen der 11. und 14. Schwangerschaftswoche), Chorionzottenentnahme (zwischen der 11. und 13. Schwangerschaftswoche) oder die Terminplanung für eine Fruchtwasseruntersuchung (in der Regel zwischen der 15. und 18. Schwangerschaftswoche), wenn unklare oder auffällige Befunde dich/euch zu der Entscheidung bringen, diese weitergehenden Untersuchungen machen zu lassen.

✓ Beim Leben mit **Haustieren** ist es sinnvoll zu beachten: Verzichte darauf, dich von deinem Hund oder deiner Katze abschlecken zu lassen. Wasche regelmäßig die Hände und sorge dafür, dass die Tiere in deinem Haushalt alle notwendigen Impfungen bekommen und wurmfrei sind. Wie schon in der »To-do-Liste« für die ersten zehn Wochen erwähnt: Lass jemand anderen für die Reinigung des Katzenklos zuständig sein. Wenn du allein lebst, benutze dazu Gummihandschuhe.

✓ Diese **Vier Grundreinigungsmittel** auf der Basis von Schmierseife, Essig und Zitrone sind jetzt ausreichend: 1. zum Entkalken Essigessenz oder Zitronensäure; 2. ein milder Allzweckreiniger für Oberflächen, Fußböden und Fliesen; 3. Scheuermilch (bzw. Salz, Essig und Zitrone) für hartnäckigen Schmutz in Bad und WC und 4. ein Spülmittel für leichte Verschmutzungen und zur Reinigung der Fenster. Lüfte die Räume bei und nach jeder großen Putzaktion.

✓ Denkst du oder ihr schon darüber nach, **wo das Baby zur Welt kommen soll?** Wie fühlen sich die Gedanken an eine Klinikgeburt an? Das ist die vermutlich beste Wahl, wenn du eine Vorerkrankung wie zum Beispiel einen Herzfehler hast oder schon ein Baby mit einem Kaiserschnitt zur Welt gebracht hast. Und ein extrem »vorwitziges« Baby oder ein komplizierter Verlauf der Schwangerschaft sind in einer Klinik zur Geburt wahrscheinlich gut versorgt. Erkundige dich bei deiner Hebamme oder Frauenärztin nach Kliniken mit und ohne Neugeborenen- und Frühgeborenenabteilungen, die im gleichen Haus untergebracht sind.

✓ Und falls du eine **außerklinische Geburt** zum Beispiel in einem Geburtshaus oder bei dir zu Hause planst, ist es jetzt besonders wichtig, nach einer Hebamme oder einem Hebammenteam zu schauen. Das frühzeitige Kennenlernen und der Aufbau gegenseitigen Vertrauens gehören zu diesem Betreuungskonzept.

Übersetzungshilfe der häufigsten Abkürzungen im Mutterpass

Gravida = Schwangerschaft (inklusive aller Fehlgeburten und Schwangerschaftsabbrüche)

Para = Zahl der Geburten

o.B. = ohne Befund

Abort = Fehlgeburt

ap = ante partum/vor der Geburt

BE = Beckeneingang

BEL = Beckenendlage, Baby liegt mit dem Popo nach unten im Becken

Cervix/Zervix = Gebärmutterhals

CTG = Cardiotokographie – Herzton-Wehenschreiber

Dez. = Dezeleration – Auffälliger Herztonabfall beim Baby

Doppler = Spezieller Ultraschall zur Messung des Blutflusses (zum Beispiel in der Nabelschnur)

E + oder E pos. = Eiweiß positiv im Urin

ET = errechneter Geburtstermin

FE/Fe = Eisen

FHF = fetale/kindliche Herzfrequenz

Fidu = Muttermund ist fingerdurchgängig

FK = Muttermund für Fingerkuppe eingängig

Fundus = Höhe der oberen Begrenzung der Gebärmutter (Beispiele: S+3 = 3 Fingerbreit über der Schambeinfuge; N-2 = 2 Fingerbreit unter dem Bauchnabel; R/RB-2 = 2 Fingerbreit unter dem Rippenbogen)

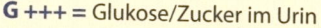

G +++ = Glukose/Zucker im Urin

Hb = Hämoglobin/Eisenwert

HHL = Hinterhauptslage; vHHL – vordere + hHHL – hintere Hinterhauptslage

HW/HWP = Hinterwandplazenta, liegt in Richtung Wirbelsäule der schwangeren Frau

Hyperemesis = krankhaftes Schwangerschaftserbrechen

KB +++ = viele Kindsbewegungen

MM = Muttermund

Ödeme = Wassereinlagerungen

pH 4,0 = normaler vaginaler PH-Wert

Placenta praevia = Plazenta liegt teilweise oder ganz über dem inneren Muttermund

P = Portio; in die Vagina reichender Teil des Gebärmutterhalses und Muttermundes

pp = post partum/nach der Geburt

QL = Querlage des Babys im Becken

Sectio = Kaiserschnitt

sp/spontan = vaginale Geburt

SL = Schädellage; Baby liegt mit dem Köpfchen nach unten im Becken der Mutter; I.SL – Rücken liegt links; II.SL – Rücken liegt rechts

SSW = Schwangerschaftswoche

Vag. Op = Vaginale Operation/Geburt mithilfe von Saugglocke oder Zange

VT = Vorangehender Teil des Babys; VT abschiebbar – noch nicht fest im Becken

VU = Vaginale Untersuchung

WT = Wehentätigkeit

Dein Mutterpass

Wann du eine Bestätigung deiner Schwangerschaft durch deine Frauenärztin oder Hebamme wünschst, hängt ganz von deinem Gefühl dazu ab. Nach dieser ersten Untersuchung erhältst du von ihr deinen Mutterpass, der dich bis zur zweiten Nachuntersuchung sechs bis acht Wochen nach der Geburt begleiten wird. In ihm werden alle wichtigen Daten zu deiner Gesundheit und zur Entwicklung deines Babys festgehalten. Dieses Dokument, das ja eine wahrlich besondere Phase in deinem Leben in Teilaspekten beschreibt, gehört allein dir. Du darfst den Mutterpass ruhig nach deinem Geschmack liebevoll verpacken und auch Blätter mit Notizen einlegen. Deine Ärztin oder Hebamme wird ab jetzt wichtige Hintergrundinformationen dort eintragen. Dazu zählen unter anderem deine Blutgruppe, chronische Erkrankungen, überstandene Operationen, aber auch Informationen über mögliche frühere Schwangerschaften und Geburten.

Alle eingetragenen Daten liefern wichtige Informationen über den Schwangerschaftsverlauf und sorgen für eine optimale Betreuung bei der Geburt oder bei medizinischen Notfällen. Trag ihn ab jetzt am besten immer bei dir.

Im Verlauf der Schwangerschaft werden die regelmäßig untersuchten Blut- und Urinwerte, deine Gewichtszunahme in der Schwangerschaft, deine Blutdruckwerte, Angaben über die durchgeführten Ultraschalluntersuchungen und die Entwicklung deines Babys festgehalten.

Platz für die Eintragungen ist nicht üppig vorhanden und daher wirst du dich mit Abkürzungen und lateinischen Fachbegriffen herumschlagen dürfen. Ich finde es wichtig, dass du deine und die vom Baby erhobenen Befunde im Mutterpass finden und vor allem auch verstehen kannst. Also hake nach, wenn du etwas nicht lesen oder »übersetzen« kannst.

Ultraschall

Die erste Untersuchung mit einem Ultraschallgerät wird für dich eine aufregende Sache. Meist ist es ein Moment großer Gefühle, wenn du zum ersten Mal das Baby sehen und erkennen kannst, wie das kleine Herz schlägt. Der Schwangerschaftstest hat nicht gelogen und hier ist dein kleines Wunder. Oft wird ein wenig »Übersetzungshilfe« beim Erkennen des Schneegestöbers auf dem Bildschirm (hängt von der Auflösung des Gerätes ab) gebraucht. Frag allen ruhig ein Loch in den Bauch, dafür gibt es bei den Untersucherinnen großes Verständnis. Wenn du mit Sorgen und Ängsten auf diese Untersuchung hinfieberst, weil du denkst, sowieso vor lauter Herzflattern nicht alles mitzubekommen oder Angst hast, dass etwas nicht in Ordnung sein könnte, **gehe nicht allein**. So einen spannenden Moment im Leben wirst du wahrscheinlich nie vergessen und kannst ihn mit deiner Begleitung gut teilen.

Eine Ultraschalluntersuchung soll **grundlegende Informationen** über die Lage des Babys in der Gebärmutter, die Lage des Mutterkuchens (Plazenta) und die Fruchtwassermenge herausfinden. Bei allen drei während einer Schwangerschaft mit normalem Verlauf vorgesehenen Untersuchungen wird geschaut, ob sich dein Baby altersgerecht entwickelt, ob es sich um mehr als ein Baby handelt und ob es Hinweise auf Entwicklungsstörungen gibt.

Die Ultraschalluntersuchung **dauert circa 5 bis 15 Minuten**. Über einen Schallkopf werden Schallwellen ausgesendet, vom Baby reflektiert und dann auf dem Monitor in ein Bild umgesetzt. In den ersten Wochen wird die Untersuchung meist mit einem länglichen Schallkopf durch die Vagina vorgenommen. Auf den Schallkopf wird ein Plastiküberzug (sieht aus wie ein Kondom) gezogen und mit Kontaktgel bestrichen, das hoffentlich leicht angewärmt ist. Nach dem dritten Schwangerschaftsmonat wird die Untersuchung dann über die Bauchdecke vorgenommen. Du liegst auf dem Rücken auf einer Untersuchungsliege. Der Schallkopf wird über dem Bauch bewegt und alle Strukturen wie Plazenta, Nabelschnur und Fruchtwasser betrachtet und das Baby gemessen. Sei bloß nicht beunruhigt, wenn die Untersucherin zuerst einmal konzentriert und leise ihr Gerät einstellt und sich in deinem Bauch orientiert. Sobald alles für sie gut zu erkennen ist, geht das Erklären los.

- **Der erste Basis-Ultraschall:** Es wird zwischen der 9. und 12. Schwangerschaftswoche geschaut, ob dein Baby sich richtig in die Gebärmutter eingenistet hat, ob das Herz regelmäßig schlägt, ob die Größe des Babys zur Schwangerschaftswoche passt, der berechnete Geburtstermin zutreffen kann und ob vielleicht mehr als ein Baby in dir wächst.

- **Der zweite Basis-Ultraschall:** Beim zweiten Ultraschall zwischen der 19. und 22. Schwangerschaftswoche kannst du zwischen zwei Möglichkeiten wählen, je nachdem, was du vom Baby wissen möchtest:
  Mit der Basis-Ultraschalluntersuchung werden Größe von Kopf und Bauch des Babys sowie die Länge des Oberschenkelknochens gemessen. Die Position der Plazenta in der Gebärmutter wird beurteilt. Eine erweiterte Basis-Ultraschalluntersuchung beantwortet folgende Fragen: Sind Kopf und Hirnkammern normal geformt und ist das Kleinhirn sichtbar? Sind Hals und Rückenbereich gut entwickelt? Wie ist das Größenverhältnis von Herz und Brustkorb? Ist mit dem Herzen alles in Ordnung? Ist die vordere Bauchwand geschlossen? Sind Magen und Harnblase sichtbar? Der erweiterte Basis-Ultraschall wird von der Frauenärztin durchgeführt, wenn sie eine entsprechende Prüfung absolviert hat. Sonst ist eine Überweisung an eine andere Ärztin nötig.

● **Der dritte Basis-Ultraschall:** Bei der dritten Untersuchung in der 29. bis 32. Woche wird geschaut, ob dein Baby weiterhin gut wächst und sich normal entwickelt.

Übersetzungshilfe der häufigsten Abkürzungen bei Ultraschalluntersuchungen

BPD = Biparietaler Durchmesser: Querdurchmesser des kindlichen Kopfes. Gemeint ist die Entfernung zwischen den seitlichen Schädelknochen.

KU = Kopfumfang: Beim Kopfumfang wird einmal um den Kopf des Babys herum gemessen.

Fe = Femurlänge: Länge des Oberschenkelknochens.

AQU oder ATD = Abdomentransversaldurchmesser, das ist der Durchmesser des Bauches, der unterhalb des kindlichen Herzens gemessen wird.

AU = Abdomenumfang (im englischen Abdomencircumference = AC), das ist der Bauchumfang des Kindes, welcher vom Ultraschallgerät errechnet werden kann, wenn der Arzt einige Messpunkte am Bauch des Babys festlegt.

FOD = Frontooccipitaler Durchmesser, das ist der Durchmesser des kindlichen Kopfes von der Stirn zum Hinterkopf gemessen.

HL = Humeruslänge, das ist die Länge des Oberarmknochens.

APD = Anterior-Posterior Durchmesser, das ist der Durchmesser des kindlichen Bauches von vorne nach hinten gemessen.

FS = Fruchtsackdurchmesser

NT = Nackentransparenz; unter der Haut gelegene Flüssigkeitsansammlung (Ödem) zwischen der Haut und dem Weichteilgewebe über der Wirbelsäule im Nackenbereich eines ungeborenen Babys.

SSL = Scheitel-Steiß-Länge des Babys

Top-Tipps für Partner und Partnerinnen

Für beide von euch gilt, dass die Schwangerschaft eine intensive Phase voller Gefühle, Wünsche, Hoffnungen und auch Unsicherheiten ist. Niemand wird als erfahrenes Elternteil geboren. Auch bei einem geplanten Baby sind die Monate der guten Hoffnung für alle Partner oder Partnerinnen die ideale Zeitspanne, sich auf die neue Rolle vorzubereiten. Wer glaubt, die Schwangerschaft verlangt nur der schwangeren Frau einiges an Kraft und Stärke ab, liegt falsch. Auch für die Partner/Partnerin ist die Schwangerschaft eine besondere Situation, die es zu meistern gilt. Es kommen völlig neue Aufgaben auf alle zu.

Hier nun einige Tipps, Ideen und Hinweise zur »Mit-Schwangerschaft«

- **Redet miteinander.** So könnt ihr beide über Sorgen und Ängste nachdenken. Vieles werdet ihr vielleicht gemeinsam empfinden und ähnlich sehen, anderes auch sehr unterschiedlich. Das ist okay.
- Die Schwangerschaftshormone sind oft die Ursache dafür, dass eure Partnerin von ihren Gefühlen überrollt wird. Ihr seid dann diejenigen, die auch einmal den Frust und das Schimpfen über alles aushalten müssen. **Zeigt Verständnis und seid füreinander da,** und erinnert euch immer daran, dass ihr das Baby zusammen erwartet.
- Lasst sie an freien Tagen unbedingt **ausschlafen.** Bereitet das Frühstück vor, erledigt den Einkauf und übernehmt zusätzliche Pflichten im Haushalt. Wenn sie vorher den Laden geschmissen hat, wird sie wahrscheinlich leise Kritik darüber äußern, wie ihr alles gestaltet. Nun, auch sie darf lernen, wie sich der Haushalt langsam in den Hintergrund schieben lässt – spätestens, wenn euer Baby da ist!

- Ich rate allen Partnern und Partnerinnen, die **rauchen,** damit jetzt aufzuhören. Auch die Bitte an Freunde und Verwandte, in eurer Gegenwart nicht zu rauchen, kann dabei helfen, alle schon einmal auf die Zeit mit dem Baby vorzubereiten. Denn später gilt ein »absolutes Rauchverbot« in der Gegenwart eures Babys!

- Wenn eure Partnerin sich bemüht, ihre **Ernährung** zu verbessern, keinen Alkohol zu trinken und mehr Wasser zu konsumieren, könnt ihr sie unterstützen, indem ihr euren Lebensstil ebenfalls in diese Richtung verändert. Bringt also kein Junkfood mit nach Hause, dem eure Liebste womöglich nicht widerstehen kann.

- Es gibt genügend Kochbücher, die Schritt für Schritt beschreiben, wie ein **gutes Gericht** entstehen kann!

- Rafft euch in der Freizeit zu Aktivitäten wie **Spazierengehen oder Schwimmen** auf und verwöhnt eure Partnerin mit **Rücken- und Fußmassagen**.

- Gestaltet das **Kinderzimmer** gemeinsam. Helft mit beim Auswählen und Kaufen der Babykleidung und des anderen Zubehörs. Bei der Gestaltung des Kinderzimmers könnt ihr vollen Einsatz zeigen.

- Besucht die euch interessierenden **Kurse gemeinsam**. Zumindest ein Erste-Hilfe-Kurs für Kinder sollte zusammen drin sein.

- Schaut ruhig auch einmal in die **Ratgeber**. Ihr müsst dafür keine Entbindungspfleger/Hebammen werden, um leichter zu verstehen, was in dem Körper eurer Frau für unglaublich großartige Dinge vor sich gehen.

- **Seid ein gutes Team.** Schwangere Frauen gehen durch sehr viele körperliche und seelische Veränderungen. Wenn ihr sie bei vielem unterstützt, fällt es auch euch leichter, in eure neue Rolle zu finden.

Wann offenbare ich die
»gute Hoffnung«?

Bist du unsicher, die frohe Botschaft vor der 13. Schwangerschaftswoche zu verbreiten? Wenn du bis jetzt das große Geheimnis bewahrt hast, bist du wahrscheinlich ein wenig erschöpft davon, immer Ausreden finden zu müssen, warum du keinen Alkohol trinken magst und so schnell müde bist. Nach der Verbreitung der wunderbaren Nachricht wird vieles leichter. Deine erfahrenen Freundinnen können dir bei vielen Beschwerden erklären, dass alles »normal« ist. Und selbst wenn du sehr früh erzählt hast, dass du ein Baby erwartest und dann doch eine Fehlgeburt erleben musst, können dir vertraute Menschen auch bei dieser traurigen Erfahrung helfen.

Hauptsache ist, dass du in einer Partnerschaft den Zeitpunkt der Offenbarung mit deinem Liebsten oder deiner Liebsten gemeinsam festlegst. Und rechne immer damit, dass es Unmut über die »korrekte« Reihenfolge der zu Informierenden geben wird und einige Paare, die schon lange versuchen schwanger zu werden, auch nicht Hurra schreien werden. Mein wichtiger Rat ist: Wappne dich ab sofort gegen alle **Horrorgeschichten,** die dir mit Sicherheit erzählt werden. **Die haben nichts mit dir zu tun!**

Wann du deinen Chef oder deine Chefin informieren solltest, hängt auch davon ab, was du für einen Job hast. Bei einem Arbeitsplatz mit starken Belastungen (zum Beispiel in Reinigungen, in Röntgenpraxen, in Kitas, in Krankenhäusern) musst du auf jeden Fall alle Vorteile und den Schutz des

Mutterschutzgesetzes nutzen und die Schwangerschaft schon deutlich vor der 13. Woche mitteilen. Der Gesundheitsschutz für dich und dein Baby steht immer an erster Stelle. Es ist gut, das früh zu lernen ☺.

Lass es nicht zu, dass die Chefs die Neuigkeit über den Flurfunk der Kolleginnen erfahren. Das macht in der Regel keine gute Laune. Meist verringert sich nach der Bekanntgabe (hoffentlich) der Leistungsdruck für dich. Wenn du deine Arbeitsumgebung gern magst und sie für dich und dein Baby ganz und gar ungefährlich ist, denke trotzdem daran, in der Zeit der Schwangerschaft immer deine persönlichen Grenzen zu respektieren. Es ist wichtig, starken Stress zu vermeiden, öfter kleine Pausen einzulegen, vielleicht einen Spaziergang in der Mittagspause zu unternehmen und häufiger kleine Mahlzeiten in Ruhe einzunehmen.

Möchte ich das Geschlecht unbedingt wissen? Pro und Kontra

»Weißt du schon, was es wird?« Das ist die wahrscheinlich häufigste Frage – egal ob von der Supermarktkassiererin, der glücklichen Großmutter in spe oder der besten Freundin. Und in meiner Beobachtung ein beliebtes Thema, um sich als Paar in die Wolle zu kriegen.

Ihr solltet bis zum zweiten Basis-Ultraschall geklärt haben, ob ihr es beide wissen wollt oder nicht, damit nicht auch noch die Untersucher mitdebattieren müssen. Es gibt einfach verschiedene Haltungen, wie so oft im Leben. Wenn du ganz, ganz neugierig bist, darf deine Frauenärztin dir das Geschlecht oder die Uneindeutigkeit desselben frühestens nach der 14. Schwangerschaftswoche mitteilen. Normalerweise passiert dies aber erst bei der Ultraschalluntersuchung um die 20. Schwangerschaftswoche.

Argumente pro »Wissen-wollen«

- »Es gefällt mir, wenn ich mein Baby mit ›er‹, ›sie‹ oder ›es‹ ansprechen und auch schon den richtigen Namen aussuchen kann.«
- »Unsere großen Kinder können sich so leichter auf das neue Familienmitglied einstellen.«
- »Dann hören die andauernden Fragen der Verwandtschaft auf!«

Argumente kontra »Wissen-wollen«:

- »Warum sollten wir uns eine der größten Überraschungen im Leben zerstören!«
- »Ich werde das Baby dadurch nicht mehr oder weniger lieben.«
- »Dann steht geschlechtsneutrale Kleidung auf dem Plan. Gut für alle weiteren Babys – und überhaupt.«
- »Um die Verwandtschaft zu ärgern.«

Kindsbewegungen oder Blähungen?

Nach der überstandenen Übelkeitsphase wartest du nun vielleicht aufgeregt auf die ersten für dich spürbaren Bewegungen deines Babys. Bei den Ultraschalluntersuchungen war ein herumturnendes Baby zu sehen, das für Messwerte kaum einzustellen war. Ist es nicht merkwürdig, dass du von den ganzen Schattenboxbewegungen noch nichts wahrnimmst? Nein, es ist vollkommen normal, dass jede Schwangere die Bewegungen zu verschiedenen Wochen fühlt! Vielleicht interpretierst du das kleine Gezappel erst einmal als Hungergrollen oder als Blähungen, die sich im Darm Richtung Ausgang bewegen. Irgendwann wirst du es zwischen der 15. und 22. Woche schon spüren. Es gibt da keinen richtigen oder falschen Zeitpunkt, weil die Wahrnehmung von vielen Faktoren abhängt.

- **Deine Physis** spielt eine Rolle. Wir sind alle unterschiedlich gebaut. Mal als schlankes Exemplar mit Waschbrettbauch, andere – so wie ich – mit einer weicheren Körpermitte. Ganz schlanke Frauen scheinen ihre Babys früher zu spüren.

- Die **Lage der Plazenta** kann, wenn sie an der Vorderwand der Gebärmutter lokalisiert ist, wie ein weiches Kissen die ersten Bewegungen abfedern. Deshalb sind sie in dem Fall oft später wahrnehmbar.

- Eine große Rolle spielt auch, ob du **zum ersten Mal Mutter** wirst oder nicht. Dann hat dich die Erfahrung bereits gelehrt, Blähungen von Kindsbewegungen zweifelsfrei unterscheiden zu können.

- **Was du für ein Leben führst**, spielt eine weitere Rolle. Wenn du sehr beschäftigt durch den Tag hetzt und kaum zur Ruhe kommst, sind die kleinen Schmetterlingsflügelbewegungen – so habe ich es zuerst gespürt – nicht auszumachen.

- Denke immer daran, dich bloß nicht mit anderen schwangeren Frauen in deinen Wahrnehmungen zu vergleichen! **Jeder Mensch ist anders,** und dazu gehören auch kleine Babys im Bauch.

- Wenn du die kleinen Schubser von innen spürst, **lege deine Hand dorthin**. Babys lieben schon ganz früh diese Art von Kontaktaufnahme.

Es ist immer noch kaum etwas zu sehen – ist das normal?

Wie dein Bauch aussieht und wann er überhaupt richtig sichtbar ist, hängt von vielen Faktoren ab. Dazu gehören: die Lage und die Größe des Babys, die Fruchtwassermenge und selbstverständlich auch deine Gewichtszunahme und Gewebebeschaffenheit. Wenn du schon ein oder mehrere Babys geboren hast, wird dein Babybauch bereits früher sichtbar und insgesamt größer sein als bei der ersten Schwangerschaft. Wenn du sehr sportlich bist, ist ein kleinerer Babybauch wahrscheinlich, da die Muskulatur und das Bindegewebe fester sind und alles »besser zusammenhalten«.

Ich habe Bauchumfänge am errechneten Geburtstermin von 89 bis 166 cm gemessen. Beim letzten Maß kamen Zwillingsmädchen zur Welt – dabei wog jede mehr als 3100 Gramm. Du selbst kannst bei jeder Schwangerschaft ganz unterschiedliche Wachstumsverläufe und Bauchformen erleben.

Ab der 8. Schwangerschaftswoche kann das dezente Wölben beginnen. Zum **Ende des dritten Schwangerschaftsmonats** ist die kleine Wölbung für dich oder andere »Wissende« bereits sichtbar. Ab dem **Ende des vierten Schwangerschaftsmonats** nimmt der Bauchumfang meistens so zu, dass der Babybauch ab Anfang des **fünften Schwangerschaftsmonats** kaum noch zu verstecken ist. Und spätestens ab dem sechsten Monat ist der Bauchumfang dann so fortgeschritten, dass bei fast allen Frauen eine deutliche Kugel zu sehen ist. Einige Frauen tragen ihren Bauch nach vorne, andere mehr seitlich. **Im neunten Monat** legen viele Frauen deutlich an Bauchumfang zu und auch die Position des Bauches verändert sich. Er rutscht kurz vor der Geburt mithilfe der Senkwehen nach unten ins Becken.

Was schadet dem Baby, was tut ihm gut?

Eine gute **Versorgung mit Nährstoffen** ist in der Schwangerschaft wichtig. Dennoch ist dir mit Vitaminen und Mineralstoffen aus der Gießkanne nicht geholfen. Alles, was über die Bestandteile Folsäure (bis zur 13. Woche) und Jod hinausgeht, solltest du mit einer angemessenen Ernährung zu decken versuchen. Lediglich bei einer Erkrankung oder bei einer veganen Ernährungsform (siehe Ernährungskapitel bei den »ersten zehn Wochen«) musst du über die Einnahme von **Nahrungsergänzungsmittel** nachdenken.

Viele Vitamine werden, wenn im Übermaß aufgenommen, vom Körper ausgeschieden wie Fremdstoffe und sind damit eine Belastung für deinen Organismus. Die von der Werbung angepriesenen Produkte gehen meist am tatsächlichen Bedarf von schwangeren Frauen vorbei. Wirklich gut tut es deinem Baby, wenn du nicht rauchst, Alkohol oder weitere Drogen zu dir nimmst und wenn du versuchst, übermäßigen Stress zu vermeiden. Nimm bei **Haushaltsreinigern** die weniger giftigen Varianten. Die lassen sich daran erkennen, dass sie keine Kennzeichnungen mit den abgebildeten Warnsymbolen aufweisen. Verwende Handschuhe bei der Gartenarbeit und auch beim Geschirrspülen. Bitte jemand anderen, das Reinigen des Backofens zu übernehmen. Und verwende keine Insektizide oder Biozide.

Horche ab und zu in dich hinein, lege die Hände auf deinen Bauch und nehme so **Kontakt zu deinem Baby** auf. Wenn du dich wohlfühlst, ist das für dein Baby auch schon im Mutterleib ein Moment der absoluten Geborgenheit und des puren Wohlgefühls. Deine Bauchdecke entspannt sich und das Herz des

Babys schlägt ganz ruhig. Solche schönen Erfahrungen können mit anderen Wahrnehmungen gekoppelt werden: mit dem rhythmischen Schaukeln, wenn du tanzt, oder mit der Musik, die du hörst, wenn es dir gut geht. Entscheidend ist das tatsächliche Gefühl, das du bei den Klängen empfindest. Wenn du mit klassischer Musik nichts anfangen kannst, bringt es gar nichts, dein ungeborenes Baby damit zu beschallen. Die Musik muss bei dir etwas auslösen, dann wird auch dein Baby sie mögen. Also kümmere dich nicht um gehypte Unterrichtsprogramme, die eine intrauterine Entwicklung »fördern« sollen. Wir neigen leider dazu, selbst ungeborene Babys zu Objekten pädagogischer Bildungsmaßnahmen zu machen. Wer aber zum Objekt gemacht wird, verliert die innere Lust daran, sich aus sich selbst heraus zu entfalten, zu lernen und etwas auszuprobieren. Ich denke mal, dass auch du dir das nicht für die Zukunft deines Babys wünschst.

Warum es großartig ist, schwanger zu sein!

- **Keine Periode** für ein paar Monate – das lieben die meisten schwangeren Frauen!
- Weil dich ein besonderer Glanz umgibt: **Bessere Haut** ist eine der wunderschönen »Nebenwirkungen« bei schwangeren Frauen. Deine Haut kann mehr Feuchtigkeit als sonst speichern und wird dadurch weicher. Auch die vermehrten Wassereinlagerungen lassen dein Äußeres straffer erscheinen und gleichen die ersten Fältchen aus. Du wirst dadurch

nicht mehr so schnell müde aussehen und brauchst deutlich weniger Make-up.

- Weil das mehr an Melatonin in deiner Haut dich länger **braun** aussehen lässt.
- Weil du jetzt die perfekte Begründung dafür hast, den ganzen Tag in deinem bequemsten Nachtdress **auf dem Sofa abzuhängen**.
- Weil dein **Haar** – bei den meisten von euch – dicker und glänzender erscheint, du weniger von ihm als sonst verlierst und deine Fingernägel stärker sind. Vergiss die Bad-Hair-Tage!
- Weil dir im Bus/Zug ein **Platz angeboten** wird. In England sehe ich viele stolze Frauen mit einem Anstecker »Baby on Board«, denen mit einem Lächeln offensichtlich gerne ein Sitz frei gemacht wird. Kann hierzulande vielleicht noch etwas optimiert werden ☺.
- Weil du nun einen großartigen Grund hast, **neue Kleidung** zu kaufen!
- Weil alle Verständnis dafür haben werden, dass du keinen Spaß daran hast, in hohen Hacken lange an einem Ort rumstehen zu müssen.
- Weil deine größer gewordenen **Brüste** vielleicht auch dich begeistern.
- Weil du ab dem zweiten Drittel der Schwangerschaft viel mehr **Lust auf Sex** hast – allerdings geht es nicht allen Frauen so. Wundere dich nicht, wenn dein Partner oder deine Partnerin sich fragen, was in dich gefahren ist.
- Weil du nun nicht mehr den Bauch einziehen, sondern ihn freudig präsentieren kannst – und das auch in der eng anliegenden Klamotte. Schwangerschaft gehört gefeiert, und du kannst wirklich **stolz auf deinen sich verändernden Körper** sein.

Antworten auf die häufigsten Fragen zu Sport in der Schwangerschaft

Sport bietet dir eine gute Möglichkeit, deinen Stress abzubauen, den Kreislauf fit zu halten, Verdauungsbeschwerden vorzubeugen, die Muskeln zu stärken und Verspannungen zu lösen. Du wirst sehen, dass **Bewegung hilft** Stimmungsschwankungen auszugleichen und du damit in dieser Zeit der starken körperlichen Veränderungen zu einem positiven Körpergefühl finden wirst. Je nachdem, wie sportlich fit du schon vor der Schwangerschaft warst, kannst du auch in der Muckibude weitertrainieren. Selbst moderates Krafttraining, mit leichten Gewichten, ist okay. Der Tenor dieser Übungen liegt aber nicht im Muskel- und Konditionsaufbau, sondern eher im Erhalt der Grundfitness und deines guten Körpergefühls. Übe mit mehr Wiederholungen und dafür mit niedrigeren Gewichten. Die **richtige Atemtechnik** dabei ist: Bei Belastung ausatmen und bei Entlastung einatmen. Beim **Bauchmuskeltraining** die geraden Bauchmuskeln ab der 18. Schwangerschaftswoche nicht mehr isoliert durch Situps und Crunches beackern, weil sonst der Muskelspalt in der Bauchmitte verstärkt wird. Die schräg verlaufenden Bauchmuskeln kannst du prima während der ganzen Schwangerschaft trainieren, da diese Muskelpartien auch mit der Beckenbodenmuskulatur zusammenarbeiten.

Für die weniger Geübten werden Schwimmen, Wandern, Yoga, Pilates, Atemarbeit, Nordic Walking, leichte Aqua-Gymnastik und Fahrradfahren empfohlen. Ab dem dritten Schwangerschaftsdrittel, also ungefähr ab der 27. Woche, keine Übungen mehr praktizieren, die auf dem Rücken liegend ausgeübt werden. Grund dafür ist, dass die schwerer gewordene Gebärmutter den Rückfluss zum Herzen behindern kann und in der

Folge Kreislaufprobleme entstehen können (Vena-Cava-Syndrom).

Sportarten, die deinen Beckenboden belasten – wie Tennis, Joggen und Stepp-Aerobic – oder die stark muskelaufbauend wirken – wie Ballett und Reiten –, sind in der Schwangerschaft nicht zu empfehlen. Zur Geburt deines Babys ist ein elastischer, weicher Beckenboden hilfreich, weil zu festes Gewebe die Geburt des Köpfchens erschweren kann. Kampfsportarten und Abfahrtsskifahren sind generell weniger empfehlenswert, da durch das Lockern der Bänder in der Schwangerschaft sehr leicht Überdehnungen auftreten können. Im Urlaub auf Tauchgänge in mehreren Metern Tiefe verzichten und kurzfristige Bergaufenthalte auf über 2500 Meter Höhe auslassen. Durch den niedrigeren Luftdruck bei diesen Aktionen kann es zu einer mangelhaften Sauerstoffversorgung bei deinem Baby kommen. Außer aber du bist Sennerin und lebst schon länger auf dieser Höhe.

Beachte bitte Folgendes, egal für welche Sportart du dich entscheidest

- Wenn du nicht in einer expliziten Schwangerengruppe übst, **informiere die Übungsleiterin** darüber, dass du schwanger bist.
- Achte auf eine **aufrechte Körperhaltung** und vermeide hastige oder abrupte Bewegungen, die den Beckenboden belasten.
- **Esse und trinke** eine Stunde bis 30 Minuten vorher eine leichte Mahlzeit, wie eine Scheibe Vollkornbrot oder Nudeln und trinke Wasser oder kalten Kräutertee. Trinke vor, während und nach dem Training.

- Wähle dein Sportprogramm so aus, dass dein **Atmen** nicht so schnell wird, dass du nicht mehr sprechen kannst. Wenn du bis zur Erschöpfung trainierst, muss viel Sauerstoff in dein Herz und deine Lungen und es kommt nicht mehr genügend zur Gebärmutter und damit zu deinem Baby.
- Trage leichte, atmungsaktive **Kleidung,** um nicht zu heiß zu werden.
- **Entspannungspausen** zwischen den Übungen und Regenerationsphasen von 24 Stunden nach einer Trainingseinheit bitte einhalten.

Übung

Gehe in den Vierfüßlerstand. Die Arme sind dabei schulterbreit, die Knie hüftbreit geöffnet. Strecke ein Bein gerade nach hinten aus. Das Bein befindet sich in einer Linie mit dem Rücken. Achte darauf, dass du den Rücken nicht verdrehst, sondern dass dieser parallel zum Boden bleibt. Wenn du möchtest, kannst du zusätzlich den gegenseitigen Arm gerade nach vorne ausstrecken. Halte diese Position zehn Sekunden lang und strecke anschließend das andere Bein und eventuell den anderen Arm aus. Diese Übung kräftigt die Rückenmuskulatur.

Rückenschmerzen und andere typische Beschwerden

Wir sind alle daran gewöhnt, Geschichten über Beschwerden in der Schwangerschaft zu hören und ich, als deine Buchhebamme, bemühe mich seit 40 Jahren um Hilfe und Tipps für die verschiedensten Probleme, die um das Thema kreisen. Nun, bei den riesigen Veränderungen, die dein Körper und deine Seele gerade erfahren, ist es wahrlich kein Wunder, dass manchmal auch unangenehme Begleiterscheinungen auftreten können. Dazu gehören Rückenschmerzen, genauso wie Schmerzen im Becken, in den Hüftgelenken, dem Schambein oder auch geschwollene Beine und Füße – um nur einige der etwas nervigen Sensationen zu erwähnen. Ich bin nur wenigen Frauen begegnet, die den Zeitraum der »guten Hoffnung« völlig beschwerdefrei genießen konnten. Aber auch wenn es hin und wieder in dir »arbeitet«, können viele dieser Beschwerden mithilfe eines entschleunigten Tagesablaufs oder mit Entspannungsübungen und Schwangerschafts-Massagen deutlich gelindert werden.

Denke zuerst darüber nach, welche **Unterstützung** dir jetzt guttun kann. Egal, ob im Haushalt, beim Einkauf, im Beruf, in deiner Partnerschaft oder bei den Hol- und Bring-Diensten der größeren Kinder: es ist wichtig, etwas zur Entlastung zu organisieren. Du brütest ein neues Leben aus, und dafür ist es sinnvoll, sich nicht im Alltag zu verausgaben. Wenn du über die eigenen Kräfte lebst, wirst du deine Beschwerden nur noch verstärken. Also erlaube dir **regelmäßige Auszeiten!** Sie sind dein persönlicher Part in der Zeit der Schwangerschaft und auch der Geburtsvorbereitung, um gut für dich und dein Baby zu sorgen.

Hilfe zur Entschleunigung

- Suche dir einen Platz, auf dem du gerne sitzt, und lege eine Hand auf deinen Bauch zum Baby und die andere Hand auf die Mitte deines Brustkorbes.
- Nimm den Kontakt deiner Fußsohlen zum Boden wahr. Wenn du dir einen Sitzplatz auf dem Boden ausgesucht hast, überkreuze dort deine Fußgelenke.
- Konzentriere dich auf deinen Atem, indem du die Luft ruhig einfließen und bewusst herausfließen lässt.
- Spüre jeden Luftzug und lass deine ganzen Gedanken mit dem Ausatmen los – so lange, bis du ganz ruhig wirst.

Die Wunder einer Schwangerschafts-Massage: Massagetipps für Partner und Partnerinnen

Die zarten Streichbewegungen bei deiner Schwangerschaftsmassage entspannen deine Liebste und euer Baby gleichermaßen, weil die ausgeschütteten Endorphine über die Plazenta auch beim Baby ankommen und beide glücklich machen. Genügend Motivation?!

Die Schwangerschaftsmassage kann bis zum vierten Monat im Liegen, später im Sitzen oder bis zur Geburt in der bequemen Seitenlage durchgeführt werden. Massiere die Muskulatur, nicht auf den Knochen und wende nur leichten Druck an – es sein denn, sie möchte es anders. Sucht ein Öl aus, das sie im Geruch mag und das nicht zu viele verschiedene ätherische Substanzen enthält. Reibe deine Hände ein wenig, damit sie bei der Massage warm sind. In der Seitenlage ein Kissen unter den Kopf, eines zwischen die Knie und eines zwischen die Fesseln legen und mit einer leichten Decke zudecken.

- **Rücken** – Die Muskulatur neben der Wirbelsäule arbeitet hart in der Schwangerschaft und während der Geburt. Beginne am Steißbein mit einer Hand auf jeder Seite (niemals darauf) mit einer Massage bis zum Kopf, über die Schultern und ausstreichend an den Armen herunter bis in die Fingerspitzen.

- **Gesäß** – Das Gesäß ist häufig sehr verspannt. Massiere mit deinen Handballen in kleinen kreisenden Bewegungen die großen Pomuskeln, um die Anspannung zu lockern und den Lymphfluss anzuregen.

- **Hände und Füße** – Da an den Extremitäten besonders gerne Wassereinlagerungen sind, kannst du hier mit ausstreichenden Bewegungen etwas für Erleichterung sorgen.

- **Der Kiefer** – Fühle den Unterkiefer, indem du ihn am Kinn beginnend mehrmals vorsichtig zwischen Daumen und Zeigefinger Richtung Ohren ausstreichst. Danach streiche auf beiden Seiten eine Linie unter den Wangenknochen von der Nase bis zum Ohr. Das löst die Kieferspannung. Und wie sagt schon die alte Hebammenweisheit: entspannter Kiefer = entspannte Vagina! Sehr hilfreiches Wissen für die Geburt.

Martha, 36 Jahre, und Elias (im Bauch)

Ich verbringe vierzig Stunden in der Woche am Schreibtisch und dann bekommt man spätestens mit der Schwangerschaft die ersten Rückenbeschwerden. Zusätzlich hatte ich ab der 22. Woche noch unheimliche starke Schmerzen im Ischias-Bereich. Ohne die wunderbaren Schulter- und Rückenmassagen meiner Frau hätte ich die neuneinhalb Monate wohl nicht überstanden. Lasst euch bloß alle so verwöhnen!!

Veränderungen in Freundschaften und in Paarbeziehungen

Freundinnen und Freunde

Das Leben ändert sich einfach, wenn du ein Baby erwartest. Das ist nicht nur für dich so, sondern auch für deine Freundinnen und Freunde. Als schwangere Frau tickst du ab dem positiven Test einfach etwas anders. Aber zum Glück ist es nicht wahr, dass werdende Eltern und Kinderlose keine Freunde sein können!

Klar, deine Freundschaftsbeziehungen werden manchmal auf eine harte Probe gestellt werden: Wenn deine kinderlosen Freunde einen Abend lang zu hören bekommen, welche Gebärklinik die meisten Familienzimmer hat oder auch, welche Leitungsanästhesie wie lange bis zur Schmerzfreiheit braucht, dann müssen sie dich schon sehr mögen, wenn sie das durchstehen. Ihr lebt in dieser Phase des Lebens einfach in einer anderen Welt. Deine Freunde und du – und das ist ja auch logisch – habt nun **unterschiedliche Interessen**. Wenn du keinen »Draht« mehr zu deinen früheren Freundinnen und Freunden hast, genehmigt euch einfach eine **Auszeit**. Vielleicht bekommen deine Freunde in einigen Jahren selber Kinder und ihr findet wieder Anknüpfungspunkte. Oder ihr könnt euch wieder alleine treffen und über »Erwachsenenthemen« reden, wenn dein Baby schon ein größeres Kind geworden ist.

Wirklich lebenslange Freundschaften zwischen Menschen sind eine sehr seltene Ausnahme. Wenn du Trauer wegen des Verlustes von Freunden empfindest, mache dir immer wieder klar, dass gerade die Zeit des Brütens und des Zusammenseins mit kleinen Kindern etwas Einmaliges und Unwiederbringliches

ist, für die es naturgegebene Zeitfenster gibt. Wirklich **besondere Freundschaften sind belastbar**, und auch eine kleine
»Pause« von ein paar Jahren schadet ihnen nicht. Du wirst
auch **neue Freunde** – vornehmlich mit Kindern – finden, mit
denen du gemeinsame Erlebnisse in Geburtsvorbereitungs-,
Rückbildungskursen, der Kinderarztpraxis und in der Krippe
teilen wirst.

Partner und Partnerinnen

Alle wissen, dass ein Baby zu erwarten eine Menge für den
Körper und die Seele bedeuten. Aber wenige reden darüber,
was es für eure Beziehung bedeuten kann, ja, wie es manchmal
auch in ihr knirschen kann! Hier ein wenig von dem, auf was
du dich als Partner oder Partnerin einstellen kannst:
Schwangere Frauen werden Mütter, sobald die beiden pinken
Linien im Test aufgetaucht sind und sie das Baby behalten wollen. Bei dir dauert es wahrscheinlich noch ein wenig mit den
»Elterngenen«. Diese **unterschiedlichen Erlebniswelten** verur-
sachen Irritationen, Frustrationen und bringen oft Ärger auf so
vielen Ebenen.
Auch wenn ihr eure Beziehung auf »Gleichheit für beide« aufgebaut habt, könnt ihr das ab sofort vergessen. Es gibt einfach
keine faire Gleichheit, wenn es ums Brüten und in Richtung Wehen geht. Dafür kannst du einen gerechten »Ausgleich« schaffen und tatkräftig den deutlich größeren Teil der Alltäglich-
keiten wie Haushalt und Einkaufen übernehmen.
Versuche auch in leicht angespannten Zeiten um sie zu **werben**.
Essengehen in schönen Restaurants und ein kurzer Erholungs-
trip an Orte eurer Liebe geben euch gemeinsam Kraft – und
sind in naher Zukunft nicht mehr so leicht drin.
Zeige ihr deine Liebe, auch wenn sie zum Beispiel beim Schu-
heanziehen andauernd stöhnt, ohne erkennbaren Grund wei-

nen muss und unkontrolliert entfleuchte Pupse ab jetzt nun mal zum Zusammenleben gehören. Sie kann wirklich nichts dafür!

Und wo wir schon beim Thema sind und ich immer häufiger darauf angesprochen werde: Ja, es kann passieren, dass Stuhlgang und Urin beim Pressen während der Geburt sichtbar wird. In dem Moment stört es sie kein bisschen und dich wird es auch nicht umhauen.

Die Schwangerschaft wird eure Beziehung in vieler Hinsicht beeinflussen. Sie führt zu Veränderungen, wird vielleicht auch einiges zerstören, was euch lieb war. Aber am Ende gibt es kaum etwas, das euch als gemeinsame Erfahrung mehr zusammenschweißen kann.

Let's talk about Sex

Wenn die Übelkeit nachgelassen hat, werden nicht wenige schwangere Frauen richtig verrückt nach Sex. Kein Wunder, da deine jetzigen Hormonwelten mehr Vaginalsekret produzieren, deinen Beckenboden stark durchbluten und die Brüste und Nippel sehr empfindlich auf Berührungen machen. Die entgegengesetzte Variante – »Kein Bock« – höre ich häufiger von Partner oder Partnerin, die sich Sorgen machen, dass etwas an der Lust am Sex schaden könne. Eine einfache Biologiestunde könnte Männern klarmachen, dass ihre Männlichkeit weder zu groß noch zu lang ist, dem gut geschützten Baby Probleme zu bereiten. Ihr braucht keinerlei Angst zu haben. Im Gegenteil: Studienergebnisse zeigen, dass regelmäßiger Sex in der Schwangerschaft vermutlich die Tendenz zu frühen Geburten senkt. Nur wenn die Plazenta vor dem oder nahe am Gebärmutterausgang liegt oder du zu Blutungen neigst, gibt es Einschränkungen. Die »Zu müde«-Aussage müssen aber beide Seiten ernst nehmen – **immer**!

Es ist hilfreich, dass du von einigen Besonderheiten vorher weißt, damit die Lust sich nicht bei folgenden Situationen plötzlich verkriecht:

- Deine **Gebärmutter** kann beim Liebesspiel kleine Spasmen bekommen, die aber keine Kontraktionen sind. Das ist vollkommen normal und harmlos.
- Du kannst beim **Orgasmus** milde sogenannte Braxton-Hicks-Kontraktionen wahrnehmen. Diese BH-Kontraktionen sind auf keinen Fall mit »echten« Geburtswehen zu verwechseln und können auch noch nach dem Sex für 30 Minuten weiter spürbar sein. Deine Gebärmutter ist dann sehr fest.
- Gerne spritzt – in späteren Schwangerschaftswochen – ein wenig von deiner **Vormilch** beim besonders fröhlichen Sexspiel aus deinen Brüsten. Auch normal!
- Selbst **leichte Krämpfe**, verbunden mit Rückenschmerzen, können während und nach einem Orgasmus auftreten. Sie sollten aber nach 30 Minuten wieder verschwunden sein.

... und andere schlaflose Nächte

Ist die Übelkeit endlich vorbei, folgen die schlaflosen Nächte. Einige Babys scheinen nur darauf zu warten, dass ihre Mütter sich ins Bett legen, um großartige Turnpartys zu veranstalten. Gerne mit Boxen in die eh schon gedrückte Harnblase oder den strapazierten Beckenboden. Der nächtliche Harndrang bekommt unglaubliche Dimensionen, wenn du am Abend noch einen Beruhigungstee zu dir genommen hast. Wenn das nur alles wäre! Der Kampf mit den Kissen und der Decke ist auch nicht ohne. Du möchtest dich wegen deiner Hüft- und Beckenschmerzen gerne polstern, aber nichts ist richtig. Nun, deine Freundinnen mit Kind werden dich mit der Aussage begeistern: »Ist alles eine gute Vorbereitung auf die schlaflosen Nächte mit dem Baby!« Höre nicht auf diese bösen Frauen, sondern:

- Nimm **vorm Schlafengehen ein warmes Bad**, vielleicht sogar im Kerzenlicht. So lapidar dieser Tipp dir erscheinen mag, die Umsetzung macht einen echten Unterschied. Die Wärme des Wassers nimmt die Schmerzen aus dem Rücken- und Beckenbereich. Dein Baby beginnt in deinem entspannten Modus mit dem Strampeln und du kannst wunderbar mit ihm Kontakt aufnehmen.

- Schalte eine Stunde vorm Zubettgehen dein **Telefon/Laptop/ Tablet** etc. aus! Das blaue Licht stört unsere natürlichen Schlafmuster und lässt das Kopfkino nicht zur Ruhe kommen.

Steffi, 33 Jahre, und Luise (im Bauch)

Seitdem ich von meiner Schwangerschaft weiß, grübele ich vorm Einschlafen endlos. Alle Sorgen und Unsicherheiten dieser Welt rauben mir meist grundlos den Schlaf. Meine Laune hängt im Keller und die erwartete »Gute Hoffnung« ist seitdem aufgrund meines Schlafmangels eine Farce!

Meine Hebamme riet mir bei ihrem letzten Besuch den Spieß einmal herumzudrehen und mich nur mit den schönen Erlebnissen und Erwartungen zu beschäftigen. Vorm Einschlafen führe ich jetzt ein Tagebuch fürs Baby und schreibe kleine, erwartungsfrohe Liebesbriefe. Seitdem schlafe ich schneller ein und fühle mich richtig erholt und glücklich beim Aufwachen.

Wohin noch einmal
ohne Baby verreisen?

Unsere einfallsreichen Touristikmarketingabteilungen haben für dich einen neuen Urlaub erfunden, den »Babymoon«. Abgeleitet vom englischen Begriff »honeymoon« = Flitterwochen, beschreibt diese besondere Angebotssparte jene Urlaubstage, die du und dein Liebster oder deine Liebste noch vor der Geburt miteinander verbringt.

Ein **guter Zeitraum für eine solche Auszeit** – egal ob beim ersten, zweiten oder dritten Baby – befindet sich zwischen der 14. und 26. Schwangerschaftswoche. Sucht nach einem verlängerten Wochenende oder nach einer gemeinsamen Ferienwoche. Falls noch mehr Urlaubstage offen sein sollten, verwahrt diese lieber für die Wochen nach den Mutterschafts-/Elternzeittagen oder als Partner/Partnerin für die Zeit direkt nach der Geburt oder für die Eingewöhnungszeit in der Kita. Beachte bei der Planung ein paar **Grundregeln** in Bezug auf Reisezeit, Reiseziel und hygienische Bedingungen am Urlaubsort.

Good old Europe ist fein, mit nicht so langen Anreisezeiten verbunden und gerne als »Last-minute-Angebot« recht günstig zu bekommen. Vermeide Stress und unnötige Aufregung. Zu viel Abenteuer muss jetzt auch nicht sein, gerade wenn du vor der Schwangerschaft nicht viel oder nicht gerne verreist bist. Vielleicht ist es für euch entspannter und schöner, wenn ihr euch ein paar ruhige Wochenenden in den eigenen vier

Wänden gönnt oder eine Nacht in einem nahe gelegenen Luxushotel mit wunderbar breiten, bequemen Betten und Tausenden von Kissen, mit denen du alles Angespannte in deinem Körper abpolstern kannst. Dazu dann noch das perfekte Frühstück auf dem Silbertablett und vielleicht ein wenig Romantik …

Wenn ich meine schwangeren Frauen nach ihren Wünschen für solch einen Urlaub vor der Geburt befrage, höre ich immer die gleichen Antworten: »Ganz viel schlafen, unglaublich gut essen und viel Zeit, um mit dem/der Liebsten über die Zukunft mit dem Baby zu sprechen. Noch einmal spüren, wie es zu zweit ist, mit all dem Zauber der Liebe und der Zuneigung.« Also wirklich jede Menge »moon« dabei! Damit das halbwegs glücken kann, überlegt gemeinsam, was euch guttun kann.

Und wenn es dann doch die ewig erträumte Fernreise mit dem Flieger sein muss

- Schließe unbedingt eine **Reiserücktritts- und eine Auslandskrankenversicherung** ab und achte darauf, dass dein Versicherer auch Kosten im Ausland oder Reiserückführungen übernimmt, die durch Schwangerschaft oder Geburt entstehen.

- Informiere dich frühzeitig über die **Beförderungsbedingungen der Fluggesellschaft** und die **Einreisebestimmungen des Reiselandes**. Viele Airlines nehmen dich ab der 34. oder 36. Woche nicht mehr mit und manche Gesellschaften verlangen schon viel früher – einige bereits ab der 28. Woche – ein Attest über Flugtauglichkeit (im Handgepäck!) von deiner Hebamme oder deiner Ärztin. Die Reise, zum Beispiel in die USA, hat spezielle Einreisebestimmungen, da dein Baby automatisch die dortige Staatsbürgerschaft erhielte, wenn es während des Aufenthalts geboren würde.

- Bringe in Erfahrung, ob die **medizinische Versorgung am Zielort** ausreichend ist und nimm eine kleine Reiseapotheke für dich mit.
- Habe immer deinen **Mutterpass** dabei.
- Achte während des Fluges auf ausreichend **Flüssigkeitszufuhr** und lass dir am besten einen **Platz** in der vordersten Reihe oder am Gang geben. Dann hast du mehr Beinfreiheit und kannst leichter während des Fluges immer wieder ein paar Schritte auf und ab gehen, vor allem bei Langstreckenflügen.
- Ziehe lockere und bequeme **Kleidung** an und lege den Gurt weit unterhalb des Bauches an.
- Verstaue dein Handgepäck unbedingt in der Gepäckablage, damit deine **Beinfreiheit** nicht einschränkt ist.
- Denke an **Sonnenschutz** mit extra hohem Lichtschutzfaktor (LSF 50+) und an eine gute Sonnenbrille, wenn es in den Süden geht!
- Die Hinweise zur **Ernährung im Urlaub** sind die gleichen wie zu Hause. Nur Leitungswasser oder Wassereiswürfel in einem anderen Land weglassen.

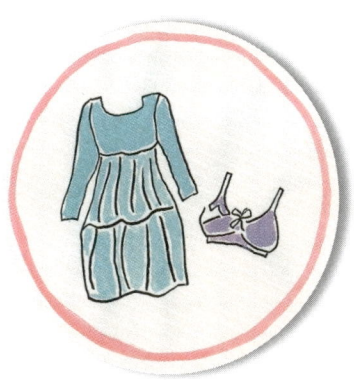

Worauf du als schwangere Frau Anspruch hast: Rechtliches und Finanzielles

Es gibt in diesem Land zum Glück eine Menge rechtliche und finanzielle Unterstützungsangebote, die für dich ab der offiziellen Bekanntgabe der Schwangerschaft gelten. Der **gesetzliche Mutterschutz** regelt viele wichtige Details, die dir die Vorbereitung auf die Geburt und die erste Zeit mit Baby erleichtern. Im Mutterschutzgesetz steht unter anderem, dass du keine Arbeiten verrichten darfst, die die Gesundheit deines Babys bedrohen. Damit gemeint sind Tätigkeiten, bei denen du mit gesundheitsgefährdenden Stoffen in Berührung kommst. Dazu gehören: giftige Dämpfe, Hitze, Kälte, Nässe, Erschütterungen oder Lärm. Auch Arbeiten, bei denen du dich häufig beugen und strecken musst, regelmäßig Lasten von mehr als fünf Kilogramm (gelegentlich mehr als zehn Kilogramm) tragen oder mehr als vier Stunden täglich stehen (ab dem fünften Schwangerschaftsmonat) musst, sind jetzt nicht gesund, und daher gilt dafür ein **Beschäftigungsverbot**. Ein individuelles Beschäftigungsverbot, bei dem ein teilweise- oder vollständiges Arbeitsverbot erklärt wird, stellt deine Ärztin oder dein Arzt aus. Diese Freistellung erfolgt bei voller Lohnfortzahlung – hurra. Auch Akkord- und Fließbandarbeit und die Arbeit auf Beförderungsmitteln sind nicht erlaubt. Weitergehende Infos findest du unter »Leitfaden zum Mutterschutz« auf www.bmfsfj.de.

Dein Arbeitgeber muss dir für deine Arzt- und Hebammenbesuche freigeben, ohne dass du diese Zeit nacharbeiten musst.

Die Regelungen des **Mutterschutzgesetzes** treten in Kraft, sobald du deinen Arbeitgeber informiert hast. Dazu gehören der Kündigungsschutz, die Beschäftigungsbedingungen und das Mutterschaftsgeld.

Wenn du unter finanziell schwierigen Verhältnissen lebst, kannst du bei der »Bundesstiftung Mutter und Kind« Unterstützung beantragen. Die Hilfen gibt es für Bekleidung, Einrichtung oder Kinderbetreuung. Anträge auf Stiftungsmittel kannst du in einer **Schwangerschaftsberatungsstelle** in deiner Nähe stellen. Nimm solche Unterstützungsmöglichkeiten ruhig an, denn neben der Antragsaufnahme können die erfahrenen Beraterinnen und Berater auch auf deine persönliche Lebenssituation eingehen und gezielt weiterführende Hilfen leisten oder vermitteln. Du findest die Beratungsstellen unter www.familienplanung.de/beratung/beratungsstellensuche/

Eine größere Papierschlacht steht an, wenn es um die weiteren **Anträge** geht. Viele davon kannst du erst mit der Geburtsurkunde des Babys einreichen. Aber die Vorbereitung, gerade wenn es um die Recherche zum Elterngeld in der für dich/euch besten Variante geht, kann nicht früh genug beginnen.

Hier nun die wichtigsten zu regelnden Anträge

- Das **Mutterschaftsgeld** beantragst du spätestens sieben Wochen vor dem voraussichtlichen Geburtstermin bei der gesetzlichen Krankenkasse, oder wenn du privat versichert bist der Mutterschaftsgeldstelle. Dazu brauchst du einen ausgefüllten Antrag und eine Bescheinigung von Ärztin/Hebamme über den voraussichtlichen Geburtstermin.

- Das Mutterschaftsgeld wird nicht zusätzlich zum Elterngeld gezahlt, da beide Leistungen dem gleichen Zweck dienen. Da Mutterschaftsgeld allerdings acht oder zwölf (bei Babys unter 2500 Gramm, behinderten Babys oder Mehrlingen) Wochen gezahlt wird, wird das Elterngeld nicht komplett gestrichen, sondern nur entsprechend gekürzt.

- Die **Anerkennung der Vaterschaft** (bei nicht verheirateten Paaren) könnt ihr vor oder direkt nach der Geburt beim Standesamt oder Jugendamt erklären. Die Mutter muss dafür zustimmen und ihr müsst Personalausweise und eure Geburtsurkunden mitbringen. Wenn ihr die Vaterschaft vor der Geburt erklärt, steht der Vater wie bei Verheirateten gleich mit auf der Geburtsurkunde eures Babys.

- Die **Elternzeit** beantragst du beim Arbeitgeber spätestens sieben Wochen vor dem geplanten Beginn der Elternzeit mit einem schriftlichen Antrag, in dem die geplante Dauer der Elternzeit steht.

- Das **Elterngeld** beantragst du bei der Elterngeldstelle innerhalb von drei Monaten nach der Geburt. Dazu brauchst du den ausgefüllten Antrag, die Geburtsurkunde des Babys, die Bescheinigung der Krankenkasse über Mutterschaftsgeld, die Bescheinigung des Arbeitgebers über Zuschuss zum Mutterschaftsgeld, Lohn- und Gehaltsbescheinigungen und die Angabe der geplanten Arbeitszeiten.

- Eventuell bei verheirateten Paaren frühzeitig die **Steuerklasse** ändern (spätestens sieben Monate vor Beginn des Mutterschutzes), da das Elterngeld 60 Prozent des Nettogehaltes beträgt.

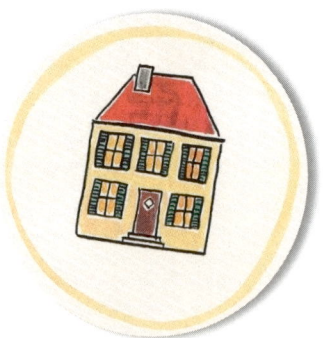

Was für eine Familie wollen wir sein?

In meinem Berufsleben habe ich die Möglichkeit, sehr unterschiedliche Familienmodelle kennenzulernen. Dabei habe ich erfahren, dass es ganz egal ist, wie die sexuelle Orientierung der Eltern ist: Entscheidend für das Wohlergehen und die Entwicklung der Babys ist nicht die Mutter-Vater-Kind(er)-Variante, sondern die Beziehungsqualität und das Klima in der Familie. Und diese Qualität hängt entscheidend von Faktoren wie Bindung zu den Eltern, liebevoller Zuwendung und dem Familienklima sowie dem Umgang mit Konflikten ab. **Für Babys ist es gleich, in welchem Familienmodell sie aufwachsen.** Du kannst sicher sein, dass es dich/euch lieben wird.

In der Anfangszeit mit deinem Baby wird dir deine Vorstellung von einer Familie mit Kind Sicherheit geben. Wenn du in einer Beziehung lebst, könnt ihr das »Familie-mit-Baby-Sein« auch schon prima in der Schwangerschaft üben, indem ihr alles gemeinsam entscheidet und euch gegenseitig unterstützt, um neben Elternsein und Karriere eure Liebe zu pflegen. Trefft klare Absprachen untereinander, wer sich im Haushalt um was kümmert. Reserviert regelmäßige Erholungs- und Pflegezeiten für euch – auch allein. Denn wenn du dir Zeit für dich allein gönnst, wirst du wieder die Kraft haben, offen auf den oder die Liebste zuzugehen. Und wenn ihr euch dies auch in eurer Familie mit Baby gönnt, kann euch das in der Phase als junge Eltern sehr helfen.

Aber nun zu euren **Wunschrollen als Eltern**: Erinnerst du dich noch an die schönsten Kindheitserlebnisse mit deinen Eltern? Wünschst du dir ein ähnliches Leben für dein Baby oder möchtest du es ganz anders gestalten?

Deine Erinnerungen können dir helfen, ein Wunschbild entstehen zu lassen, das du/ihr dann an eure Realität anpassen kannst/könnt. Wisst ihr schon, wie ihr mit Arbeit/Ausbildung/Studium/Geld nach der Geburt umgehen möchtet? Viele möchten möglichst gleichberechtigt Karriere und Elternschaft unter einen Hut bekommen. Andere möchten während der ersten Lebensjahre des Kindes zu Hause bleiben und die Zeit genießen.

Du wirst erleben, dass du – egal, für was du dich entscheiden wirst – immer der Kritik anderer (natürlich »besserwissender« Menschen) ausgesetzt sein wirst.

Wenn du erst einmal bei deinem Baby zu Hause bleiben möchtest, werden manche dich anschauen, als widmest du dich einem seltsamen Hobby. Und wenn du dich entscheidest, acht Wochen nach der Geburt wieder zu arbeiten, wirst du wahrscheinlich einige Male zu hören bekommen, dass du ja wohl zulasten des Babys Karriere machen willst. Beide Bewertungen sind absoluter Schwachsinn!

Wenn du Familie und Beruf unter einen Hut bringst, dir die Arbeit Spaß macht und du ein gutes Gefühl dabei hast, dein Baby in anderen Händen betreut zu wissen, kannst du eine ebenso gute Mutter sein wie eine Mutter, die wirklich gerne zu Hause bleibt und Freude daran hat, Zeit mit ihrem Baby zu verbringen. Entscheidend ist nur, dass du sicher bist in deinem Tun und dies auch deinem Baby vermittelst.

Es ist letztendlich nur wichtig, dass da jemand ist, dem es vertraut, der seine Bedürfnisse befriedigt und es liebevoll behandelt. Wenn sich zwei Menschen diese Aufgabe teilen, umso besser. Außerdem ergänzen sich Paare dabei meistens wunderbar.

Lange schon haben Studien gezeigt, dass Kinder glücklich sind und sich gut entwickeln, wenn sie liebevolle, verlässliche Eltern haben. Für das Lebensglück eines Kindes spielt es eine eher geringe Rolle, ob die Mutter arbeitet oder nicht.

Männer an den Wickeltisch!

Die Wunschrolle werdender Väter hat sich in den letzten 30 Jahren sehr verändert. Sie wollen heute deutlich mehr, als nur mit ihren Babys spielen. Für 60 Prozent von ihnen ist es selbstverständlich, zumindest einen Teil der Erziehung aktiv zu übernehmen. 75 Prozent von ihnen wären laut einer Allensbach-Umfrage gern bereit, für die häusliche Anwesenheit bei der Familie ihre Arbeitszeit zu reduzieren. Wusstest du das schon?

Jens, 26 Jahre, und Pia

Als extrem geruchsempfindlicher Mensch habe ich mich immer ums Reinigen des Katzenklos, der Entsorgung von saurer Milch und anderen stark riechenden Aufgaben gedrückt. Nachdem Pia geboren war, versuchte ich in ihrer Wickelzeit immer anderwertig »schwer beschäftigt« zu sein. Das war schon recht gemein, da Theres ja andauernd fürs Stillen zur Verfügung stehen musste. Seit zwei Wochen aber liebe ich den Wickelplatz! Pia strahlt mich an, sobald ich sie dorthin bringe. Sie hört sogar zu brüllen auf, weil sie ihre Pflegeeinheiten genauso liebt wie ich, seitdem sie mich dort anhimmelt.

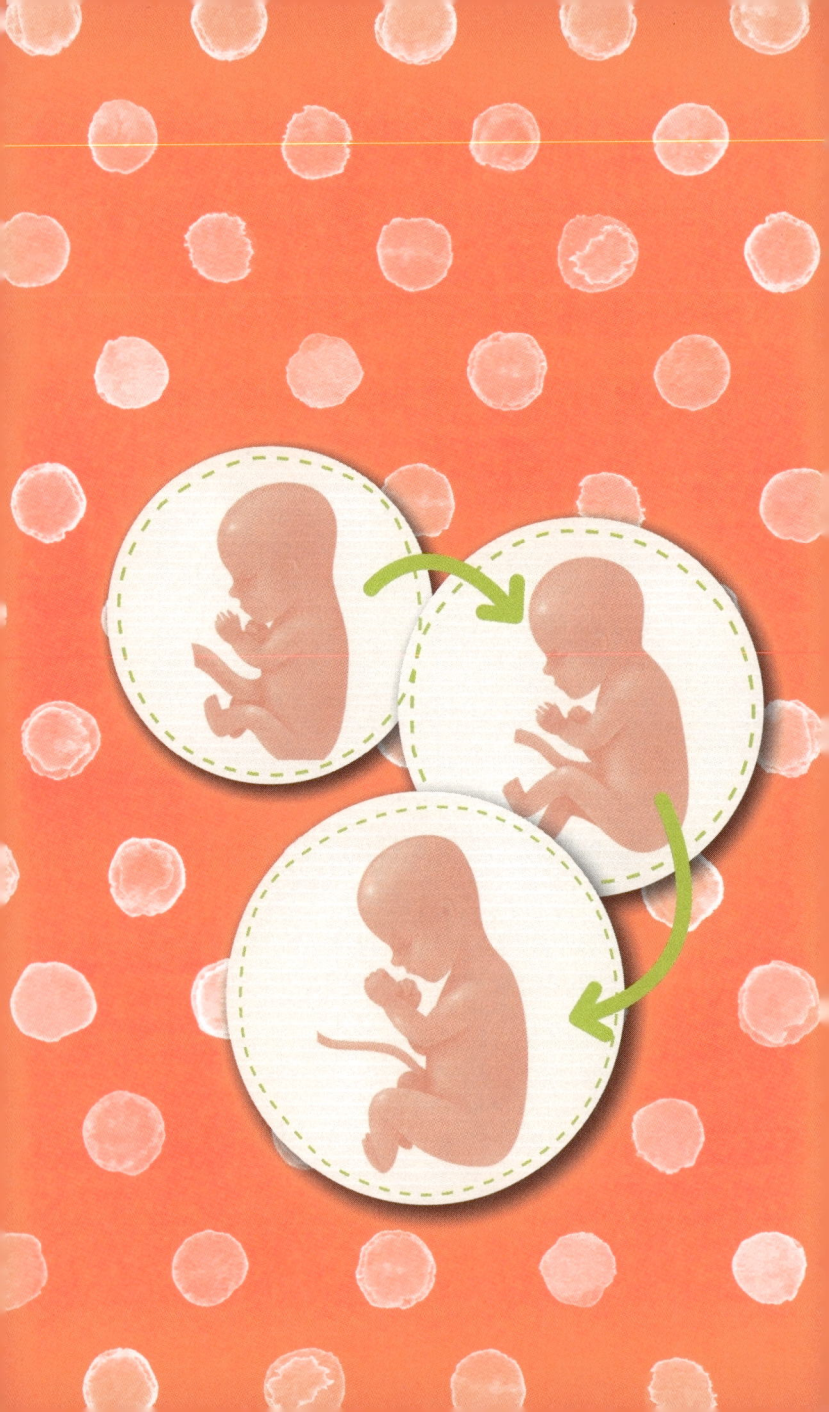

Die dritten 10 Wochen

To-do-Liste 82 • Styling 84 •
Mehrlinge 85 • Alleinerziehend 89 •
Partner-Tipps 90 • Kinderzimmer 92 •
Welcher Gebärort? 94 • Fragen zum
Gebärort 97 • Welche Geburt? 99 •
Beschwerden 100 • Kranksein 105 •
Impfungen 115 • Übungswehen 116 •
Fantasiereise 118 • Kurse 119

Eine »To-do-Liste«
für die nächsten 10 Wochen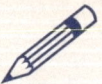

Der Nestbau scheint bei schwangeren Frauen zu einer Art Urinstinkt zu gehören. Wenn dich plötzlich große Unruhe überkommt und du unbedingt Platz in der Wohnung schaffen musst, damit alles perfekt fürs Baby wird, hat er auch dich erwischt. Nun, aus meiner Sicht brauchst du gar nicht viel zu besorgen. Das, was wirklich gebraucht wird, ist eh nicht zu kaufen: Luft und Liebe, Muttermilch, deine Wärme und Zeit. Sinnvolle Einkäufe sind:

✓ Etwas **Kleidung** fürs Baby (circa sechs Outfits, dreimal in der Größe 56 und dreimal in 62 – entsprechend der Jahreszeit), einmal Ausgehkleidung, zwei Schlafsäcke, Windeln, eine Babydecke, so gut wie keine Pflegemittel, eventuell eine Schlafstätte fürs Baby, eine Tragehilfe und ein digitales, schnell messendes Fieberthermometer, das du auch prima als Badethermometer benutzen kannst.

✓ Weitere **Babykleidung** kannst du ruhig schon **auf Zuwachs** besorgen. Bevorzuge gut waschbare und schnell trocknende Babykleidung aus Naturfasern. Wasche alle neuen Teile mindestens zweimal und verwende dazu nur Waschmittel ohne Weichspüler.

✓ Falls du zu den Glücklichen gehörst, die Pakete mit **Secondhand-Babykleidung** von ihren Freundinnen, ihrer Familie erhalten, sparst du nicht nur eine Menge Geld, sondern tust auch schon einiges für die Babyhaut. Der Kauf gebrauchter Kleidung wird für Babys von Allergiker-Eltern sogar empfohlen, weil durch das häufige Waschen der Gehalt an Imprägnierungen oder Weichspülmitteln in der Kleidung verringert wird. Neuwertige Kleidung und Babyzubehör kannst du gut auf **Kinderflohmärkten** finden.

✓ Außerdem brauchst du eine **Babyschale fürs Auto** (wenn vorhanden) und eine wasserdichte Wickelunterlage. Dein Baby wird es lieben, wenn du mit ihm badest – also wofür eine extra Babybadewanne?! Und überhaupt: So viel Plastikprodukte anzuschaffen, ist nicht förderlich für unsere Welt und deinen Geldbeutel.

✓ Wenn du nicht stillen möchtest, brauchst du Pre-Nahrung und Fläschchen mit Milchsaugern. Der Rest ist Geschmackssache!

Oh ja, auch ich kenne die Listen aus dem Internet und sehe bei meinen Hausbesuchen unendlich viele »unverzichtbare« Babyprodukte. Ich empfehle dir allerdings, das Geld eher für einen entspannten Urlaub oder für **Hilfsunterstützungen** wie Babysitter, Haushaltshilfen oder Wäschetrockner zu sparen und nicht den Angeboten der Babyindustrie zu erliegen. Dein Baby wird meine Tipps lieben!

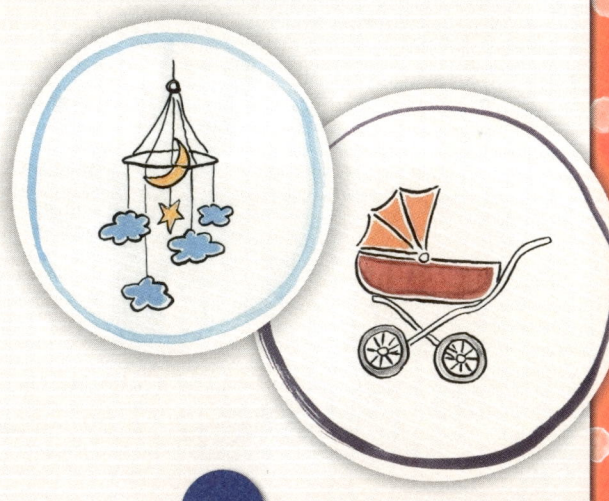

Styling für die neuen Kurven

Nun hast du langsam einen gut sichtbaren Babybauch und ich wünsche dir, dass du stolz darauf bist. Allerdings sind ab jetzt Dinge wie Fußnägel lackieren oder unter der Dusche Beine und Vulva rasieren selbst für die Yoga-Queens unter euch eine Herausforderung. Lass dir dabei von deinen Liebsten helfen, genauso wie bei dem Pflegen deiner Haut mit Mandelöl mit der beschriebenen Massage (siehe »Die Wunder einer Schwangerschafts-Massage« im Kapitel »Die zweiten zehn Wochen«) und bei allem, was dir sonst noch so einfällt und guttut.

Wenn du dich vor der Schwangerschaft gerne in engen Röcken und in taillierten Jacketts gesehen hast, musst du damit nicht aufhören zugunsten umwallender Zirkuszelte. Du kannst Etuiröcke mit elastischem Bauchband besorgen oder deinen Vor-Schwangerschaftsrock einfach unterhalb deines Bauches tragen und mit einem elastischen breiten Bauchband kaschieren. Als Neuanschaffungen lohnen sich Umstandsjeans und Unterhosen, die am Bündchen nicht einschneiden. Deine Neuanschaffungen sind bei körpernahem Sitz idealerweise aus Baumwolle, Baumwolljersey, Modal oder Viskose, da diese Materialien etwas mitwachsen. Lohnend kann es auch sein, den Kleiderschrank eures/eurer Liebsten genauer anzuschauen. Lang geschnittene Hemden, weite Pullis oder seine/ihre Jacketts in einer größeren Konfektionsgröße können gut kombiniert dein Kleidungsbudget schonen. Ich habe sehr lang meine Hosen und Röcke mit Einmach- oder Haargummis zwischen Knopf und Knopfloch erweitert und ein längeres Hemd darüber getragen. Als Nachtkleidung waren die alten Opa-Hemden vom Flohmarkt beliebt, die auch super beim Stillen funktionierten. Bei den Modellen drückte es auch nie am Bauch, im Gegensatz zu dem Gummibund bei der Schlafanzughose. Und der Winterparka meines Mannes passte prima über meine Babykugel und später über die Tragehilfe mit Baby drin. Ist es nicht gerade hip, nicht so viel Neues zu konsumieren??

Ich habe meine Outfits gestern wie heute gerne mit Accessoires aufgedonnert. Die großen Schals dienten in der Schwangerschaft um den Bauch geschlungen als leichte Stütze und besonderer Blickfang, später als kleines Stillschutzschild vor fremden Blicken. Und die Statement-Ketten lenkten prima vom etwas blassen, müden Gesicht ab und waren ein tolles Spielzeug für die Babys. So bin ich meiner Vor-Baby-Identität immer treu geblieben.

Mehrlinge – zwei, drei …

Wenn du erfährst, dass du Grund zu doppelter (oder dreifacher) Freude hast, ist das überwältigend und ungeheuer aufregend. Diese große Freude wird dein privates und berufliches Leben erst einmal auf den Kopf stellen und eine große Herausforderung im Hinblick auf die Organisation sein. Atme auch hier erst einmal tief ein und aus, bevor du dich in Planungen stürzt. Es wird Unterstützung geben – auf vielen Ebenen.

Falls dir dein reicher Kindersegen Sorgen bereitet

- Es gibt finanzielle Hilfen vom Staat. Diese betreffen das Elterngeld mit dem sogenannten **Mehrlingszuschlag,** der auf deine doppelte finanzielle Belastung Rücksicht nimmt. Ein Zuschlag von 300 Euro füllt deine Haushaltskasse zumindest ein wenig mehr. Wenn du weitere kleine Kinder hast, kannst du eventuell auch noch den Geschwisterbonus in Anspruch nehmen. Alle diese Hilfen bekommst du leider nicht automatisch, sondern es müssen Anträge gestellt werden. Weil die Berechnung im Einzelfall kompliziert sein kann, wende dich am besten an deine **Elterngeldstelle vor Ort,** um genauere Informationen zu erhalten.

- Wenn du in einer **besonderen Notlage** bist, kannst du außerdem finanzielle Unterstützung über die »Bundesstiftung Mutter und Kind« beantragen. Informationen zu allen infrage kommenden Leistungen und anderen Formen der Unterstützung erhältst du in Schwangerschaftsberatungsstellen.

- Dein **Mutterschutz** wird sechs Wochen vor dem errechneten Geburtstermin beginnen, aber nach der Geburt nicht acht Wochen andauern, sondern auf zwölf Wochen ausgedehnt sein.

- In vielen Städten gibt es **Selbsthilfegruppen für Mehrlingseltern**. Dort gibt es nicht nur praktische Tipps und die Gelegenheit zum Erfahrungsaustausch, sondern oft auch Hinweise auf günstige Angebote für spezielle Umstandsmode, Babyausstattung und vieles mehr.

Auch wenn dir vielleicht alle diese Organisationsherausforderungen zuerst einfallen, gibt es für mich noch einige andere Hinweise für dich.

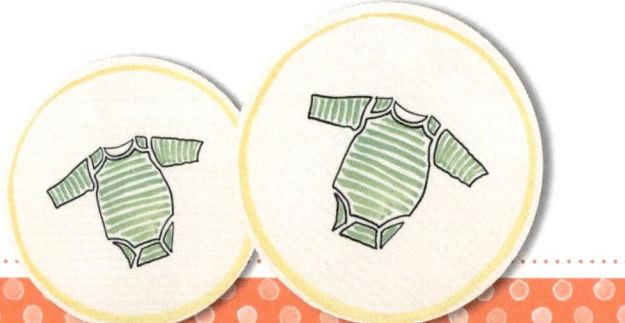

Wie geht es dir?

Deine erhöhten Hormonspiegel bei mehr als einem Baby an Bord bewirken oft **stärkere Beschwerden** wie Übelkeit und Müdigkeit und später in der Schwangerschaft dann früheres Sodbrennen und Verdauungsbeschwerden. Auch eine Anämie und Rücken- und Beckenschmerzen sind häufiger. Dein Bauch wird sich deutlich früher runden, und du wirst natürlich circa fünf Kilo bei zwei Babys, und bei dreien acht bis neun Kilo mehr zunehmen als bei einem Baby im Bauch. Aber so schlimm, wie du es eventuell erwartest, wird es nicht. Die meisten Frauen in meiner Betreuung sagten mir, dass sie mit deutlich **größeren Bäuchen** gerechnet hatten, als sie dann real am Ende ihrer Schwangerschaft waren.

Erstklassige Betreuung

Deine Betreuung wird in **engeren Intervallen** stattfinden als bei einem Baby. Das liegt einfach daran, dass die Wahrscheinlichkeit von krankhaften Veränderungen wie hoher Blutdruck, Präeklampsie und Diabetes bei der harten Arbeit des Brütens der Kinder höher liegt. Zusätzlich werden **mehr Ultraschalluntersuchungen** gemacht werden. Deine Ärztin schaut dabei nach, ob sich die Babys gleich entwickeln und gut versorgt sind. Bei eineiigen Zwillingen kann eine Gefäßverbindung über die Plazenta bestehen. Und diese gemeinsame Verbindung kann dazu führen, dass eines der Babys über das andere Baby mit Blut versorgt wird und dadurch sehr viel weniger Entwicklungsmöglichkeiten hat (fetofetales Transfusionssyndrom – nur für den Fall, dass dir jemand dieses Wort um die Ohren schlägt).

Da Mehrlinge deutlich früher schlüpfen, ist es gut, dass du bei Zwillingen bis zur 34. Woche und bei Drillingen bis zur 30. Woche alles bereit hast. Die mittlere Schwangerschaftsdauer bei zwei Babys beträgt 37 Wochen und bei drei Babys 33 Wochen. Also, Tasche für die Geburt fertig haben und an zwei/drei Kindersitze für den Autotransport nach Hause denken. Wobei der bei Drillingen natürlich erst nach einigen Wochen in der Kinderklinik stattfinden wird.

Den Geburtsort wählen

Bei einer Geburt von mehr als einem Baby wird in der Regel zu einer Klinikgeburt geraten. Die Wahrscheinlichkeit einer Kaiserschnittgeburt liegt höher, und in einer gut ausgestatteten Klinik kann schnell unterstützt werden, falls es zu Komplikationen kommen sollte. Suche dir, wenn möglich, in deiner Umgebung als Geburtsklinik ein Perinatal-Zentrum oder ein neonatologisches Zentrum für Frühgeborene aus.

Zwillinge können aber grundsätzlich nach unkomplizierter Schwangerschaft auch auf natürlichem Weg geboren werden, wenn das zuunterst liegende Baby in einer Längslage (am besten mit dem Köpfchen nach unten) liegt. Suche dir dafür eine Klinik aus, in der die Geburtshelferinnen und Hebammen viel Erfahrungen mit Zwillingsgeburten und eventuell auch mit vaginalen Beckenendlagengeburten haben. Zwillinge legen sich gerne in verschiedenen Lagen in der Gebärmutter. Wenn du aber Drillinge erwartest, raten Mediziner/-innen immer zu einem Kaiserschnitt.

Alleinerziehend – und nun?

Fakt ist, dass Familien mit alleinerziehenden Müttern oder Vätern zu den am stärksten zunehmenden Familienmodellen gehören und sich der Traum einer gemeinsamen, verantwortungsvollen Partner- und Elternschaft nicht in allen Fällen verwirklichen lässt. Wenn du gerade die **belastende Erfahrung einer Trennung** durchmachst, denke immer daran, dass du nicht allein bist. Rede mit Freundinnen, deiner Familie und gestatte dir die Unterstützung in kostenlosen **Schwangerschaftsberatungsstellen.** Dort können Perspektiven für die Organisation und Finanzierung deines Lebens mit dem Baby gefunden werden. Gut ist die Broschüre »Finanzwegweise für Alleinerziehende« auf www.finanzen.de.

Baue dir frühzeitig ein **Netzwerk** aus Verwandten, Freundinnen und Freunden auf, die, wenn nötig, zur Verfügung stehen. Suche dir eine **Begleitung für die Geburt,** der du vertraust. Und eventuell kann dich dieser Mensch auch zum Geburtsvorbereitungskurs und einigen Vorsorgeuntersuchungen begleiten. Unterstützung und professionelle Beratung zu vielen Themen findest du über den **Verband alleinerziehender Mütter und Väter** unter www.vamv.de/vamv.html oder auch über deine nächstliegende Pro-Familia-Beratungsstelle.

Top-Tipps für Partner und Partnerinnen

Wenn du als Vater (Co-Mutter) von eurem großen Glück erfährst, ist es ganz normal, dass auch du, genauso wie deine Partnerin, einen Ansturm von Gefühlen verarbeiten musst. Wie geht es dir damit? Fühlst du eher Freude und Stolz oder Unsicherheit im Hinblick auf eure Zukunft? Alle diese Gefühle sind normal und gesund zu diesem Zeitpunkt. Dieser Lebensabschnitt wird oft als abenteuerlich und sehr schön erlebt. Ihr werdet als Paar zu einer Familie mit Kind.

- Sprich über deine Gedanken und Gefühle mit deiner Partnerin und **bleibe offen** für eure gemeinsame Entwicklung in dieser Zeit der Erwartung. Es ist einfach so, dass euer Baby euer Leben für immer verändern wird.
- Denke daran, dass wenn ihr es schafft, auch in belastenden Zeiten **liebevoll miteinander umzugehen**, euch das näher zueinanderbringen wird.
- Gib ihr das Gefühl der Sicherheit, euch jederzeit **über eure Gefühle austauschen** zu können. Damit habt ihr den ersten wichtigen Grundstein für eine glückliche Familie gelegt.
- Auch wenn du dich zu manchen Zeiten **ausgeschlossen und allein fühlst** und nicht recht weißt, wo deine Liebste gerade steckt, vermittle ihr, für sie da zu sein. Wahrscheinlich steht für sie nun jemand anderer an erster Stelle – euer Baby. Diese Realität schon in der Schwangerschaft wahrzunehmen ist nicht immer leicht! Aber wenn ihr euch jetzt schon einmal damit auseinandersetzt, ist das die beste Voraussetzung für das Gelingen des Familienlebens im ersten Jahr mit eurem Baby.

Nathalie, 32 Jahre, erstes Baby

Als ich den positiven Test machte, lebte ich mit meinem Freund ganz glücklich zusammen. Leider änderte sich das rasch als er von der Schwangerschaft erfuhr. Er zog sich vollkommen zurück, und sagte mir, dass er die Liebe zu mir verloren habe und auf keinen Fall mit mir in einem Kleinfamilienidyll leben wolle. Ich war echt verzweifelt! So hatte ich mir mein Leben wirklich nicht vorgestellt. Zum Glück leben meine Schwester und auch meine Mutter ganz in der Nähe. Sie begleiten mich zum Ultraschall, zur Geburtsvorbereitung und zum Einkauf fürs Baby. Ich habe so ein Glück, dass sie mir auch in Zukunft mit meinem Baby helfen wollen. Jetzt glaube ich wieder an mich und auch daran alles schaffen zu können – für mein Baby.

Nur für Männer

Wenn du auch von typischen Schwangerschaftsbeschwerden geplagt bist, gibt dir die Wissenschaft dafür gute Erklärungen! Dieses Phänomen wird als eine Art evolutionsbiologisches Überbleibsel erklärt und mit dem Begriff Couvade-Syndrom (von »couver«, franz. für »brüten«) bezeichnet. Weibliche Sexuallockstoffe deiner schwangeren Liebsten werden ausgesendet und bewirken bei dir eine Beeinflussung deines Hormonhaushaltes. So werden im Blut vermehrt das Stresshormon Cortisol und das milchbildende Hormon Prolaktin gefunden. Nach der Geburt des Babys sinkt der Testosteron-Wert. Diese Hormonwelten begünstigen dein Brutpflegeverhalten.

Braucht unser Baby sein eigenes Zimmer?

Die eindeutige Antwort ist: NEIN! Lass es ruhig langsam angehen und setze dich nicht unter Druck: In den ersten Lebensjahren braucht dein Baby/Kleinkind kein frisch renoviertes eigenes Zimmer, und du musst aus diesem Grund auch nicht den Stress eines Umzugs in deiner Brutzeit auf dich nehmen. Dein Baby wird im ganzen ersten Lebensjahr in deinem Schlafzimmer übernachten (medizinische Empfehlung zum gesunden Schlaf findest du unter »Schlafumgebung« auf www.kindergesund heit-info.de) und auch im wachen Zustand immer deine Nähe bevorzugen. Da ich trotz meiner genialen Hinweise aber immer wieder bei meiner Arbeit über Umzugskartons steige, gibt es nun diese Tipps für die unverdrossenen Umzügler unter euch:

- Praktisch ist ein **ruhiges, lichtes und gut zu lüftendes Kinderzimmer,** das nah bei deinem Schlafzimmer liegt, damit die Wege nachts nicht so lang sind.
- Dieses Zimmer braucht nicht das größte in der Wohnung zu sein, aber **genügend Platz zum Spielen am Boden** für dich und dein Kind wäre schon gut.
- Den Raum mit direktem Zugang zum **Balkon** oder großflächig aus Glas bestehenden Türen noch einmal genauer überdenken oder gut sichern.
- Pflicht ist das Einsetzen von **Steckdosensicherungen** vor dem Krabbelalter!

Da dein neues Schloss höchstwahrscheinlich nicht perfekt nach deinem Geschmack gestaltet ist, kommt das leidige Thema **Renovierungsarbeiten** – bzw. hoffentlich gerade nicht – auf dich zu. Lass dir bitte helfen! Weder du noch dein kleiner Bauchbewohner sollen den entstehenden Schadstoffbelastungen ausgesetzt sein. Daher:

- Suche nach einem **gesunden Bodenbelag,** der gut zu reinigen ist. Zu den sogenannten gesunden Bodenbelägen gehören unter anderem Holzböden, Linoleum- und Korkböden und auch manche niedrigflorige Teppichböden. Falls dein ausgesuchter Bodenbelag verklebt werden muss, achte ebenso wie beim Streichen von Wänden, Türen und Fenstern auf den blauen Engel (www.blauer-engel.de).
- **Lüfte das Kinderzimmer** nach Renovierungsmaßnahmen auf jeden Fall für zwei bis drei Wochen immer wieder ausgiebig, bevor es genutzt wird.

Und was ist mit der Anschaffung von Möbeln?

Tja, wenn überhaupt: eine eigene **Schlafstätte** in deinem Schlafzimmer. Babybalkon, Wiege oder Stubenwagen reichen für die ersten vier bis sechs Monate. Neu gekauft eine recht kostspielige Anschaffung für den kurzen Zeitraum der Nutzung. Entweder ausleihen oder nach gebrauchten Modellen schauen und die Matratze erneuern.

Wenn du dich gleich für die Anschaffung eines **Kinderbettes** entscheidest, ist die Höhenverstellbarkeit des Lattenrostes sinnvoll. Schaue danach, dass zwischen dem Boden des Bettchens und der Oberkante des Gitters ein Mindestabstand von 30 Zentimetern für kleine Babys besteht. Vor den ersten Hochziehversuchen (9. bis 12. Lebensmonat) den Lattenrost tiefer setzen, damit der Abstand bis zur Bettoberkante mindestens 60 Zentimeter beträgt. Die Anschaffung einer qualitativ hochwertigen, atmungsaktiven Matratze, die fest im Rahmen des Bettchens liegt und trittfeste Kanten am Matratzenrand besitzt, ist sinnvoll. Die Matratze so aussuchen, dass sie einen waschbaren (60 °C) und abnehmbaren Bezug besitzt und dein Baby nicht tiefer als zwei Zentimeter einsinken kann.

Du kannst das Bettchen kuscheliger gestalten und etwas begrenzen, indem du ein Stillkissen wie ein »U« um den unteren Teil des Babykörpers platzierst, sodass es mit seinen Füßchen beim Strampeln die Begrenzung wahrnimmt. Ab dem Bäuchlein nach oben Richtung Kopf keinerlei Begrenzungen legen, damit genügend Luftzirkulation möglich ist.

Einen **Wickeltisch** brauchst du nicht unbedingt. Deinem Baby wird es vollkommen egal sein, wo es seine Wellnesseinheit mit Reinigung, Pflege, Massage und Kuscheln bekommt. Ab dem Rollmopsstadium (circa ab vier Monate) packe ich zum Wiegen bei meinen Besuchen eh die meisten Babys auf dem Boden aus und der Wickeltisch steht unbenutzt herum.

Wenn du neue Möbel, Matratzen, Krabbeldecken, Tragehilfen kaufst, packe sie gleich aus den Verpackungen und lasse sie am besten etwa zwei Wochen vor ihrem Gebrauch im Freien oder in einem gut belüfteten, möglichst unbenutzten Raum ausdünsten (bloß nicht in deinem Schlafzimmer), um flüchtige Schadstoffe aus den Möbeln ausgasen zu lassen.

Wie finde ich den für mich passenden Gebärort?

Nun ist spätestens die Zeit gekommen, um darüber nachzudenken, wie du dir die Geburt wünschst und wo dein Baby zur Welt kommen soll. Dazu ist ein wenig Forscherinnengeist und Selbstreflexion notwendig. Also: Gehörst du zu den Frauen, die sich nicht vorstellen können, ihr Kind außerhalb ihrer vertrauten Umgebung zu gebären? Ist dir deine Selbstbestimmung und die Hebamme, die du kennst, das Wichtigste? Oder gehörst du eher zu den Frauen, die ein Perinatal-Zentrum, an dem alle medizinischen Techniken und eine Neugeborenen-

Intensivstation zur Verfügung stehen, als den besten Platz ansehen?

Alles beides ist fein, weil du in einem Teil der Welt lebst, in dem du wählen kannst. Und diese Auswahl kannst du mit dem sicheren Wissen treffen, dass alle Hebammen und Ärzte/Ärztinnen an den verschiedenen Gebärorten nach Qualitätskriterien arbeiten, die dich und dein Baby auf dem Weg in eine glückliche Elternschaft begleiten werden. Am »Geburts-Tag« deines Babys hast du einfach die allerbesten Menschen um dich herum verdient.

Für eine **Geburt außerhalb der Klinik** wirst du deine Hebamme schon früh kennenlernen und mit ihr gemeinsam deine Wünsche und Vorstellungen besprechen. Gerade beim Planen einer Hausgeburt wirst du mit einer oder vielleicht auch zwei Hebammen (für den Vertretungsfall) herausfinden, wie eine für dich optimale Vorbereitung aussehen kann. Ihr werdet einen Teil der Vorsorgeuntersuchungen nutzen können, um euch gut kennenzulernen.

Geburtshäuser und Hebammenpraxen können für dich der richtige Ort sein, wenn eine Hausgeburt aus persönlichen Gründen nicht möglich ist, du aber nicht in die Klinik möchtest. Und wenn du dich fragst, warum deine Ärztin so zögerlich reagiert, wenn du ihr von deinem Wunsch nach einer außerklinischen Geburt erzählst, liegt das einfach daran, dass dieser Gebärort nicht die aus ihrer Erfahrungssicht sicherste Lösung ist, die sie vorgeschlagen hätte. Hausgeburten finden in Deutschland so selten statt – und wenn, fast immer ohne ärztliche Begleitung –, daher haben Ärztinnen und Ärzte kaum Erfahrung damit. Sie neigen aus diesem Grund eher zu einer interventionsreichen Geburtsmedizin.

Ich als alte Amme habe jedoch begriffen, dass Abwarten und

Beobachten in den allermeisten Fällen die effektivste Geburtsbegleitung ist. Genauso wie ich erfahren habe, dass ich deutlich weniger in die Geburt eingegriffen habe, je mehr ich über die natürlichen Abläufe gelernt hatte. Diese Vorgehensweise wird durch die Ergebnisse aktueller internationaler Studien bestätigt. Denn von Interventionen zur Verkürzung der Schwangerschaft oder der Geburtsdauer kann nicht erwartet werden, dass sie die Geburt für das Kind sicherer machen, es sei denn, der natürliche Geburtsverlauf weicht vom Normalen ab und es droht Gefahr für dein Baby und/oder für dich.

Wenn dir als Gebärort aber eine **Klinik,** am besten mit einer Neugeborenen-Intensivstation, vorschwebt, kannst du erste Informationen über die Kliniklandschaft online bekommen. Meistens findest du diese sehr gut technisch ausgestatteten Kliniken, wie zum Beispiel Universitätskliniken, in großen Städten. Wenn du in einer Kleinstadt oder auf dem Land wohnst, müsste eine Einweisung in solch eine Klinik bereits vor der Geburt erfolgen. Schaue dir aber trotzdem auch in der nächstliegenden Klinik die geburtshilfliche Abteilung an und bringe in Erfahrung, ob dort immer – auch nachts – eine erfahrene Fachärztin der Gynäkologie und Geburtshilfe und eine der Anästhesie im Haus sind. Wenn das der Fall ist, stellt das eine gute Sicherheit dar. Du wirst vielleicht von Freundinnen Erfahrungsberichte über die Klinik hören, aber nichts wird so ausschlaggebend sein für dein Gefühl wie ein Termin direkt vor Ort. Und dein **Gefühl zu dem Ort** ist neben der dir Sicherheit gebenden technischen Ausstattung die halbe Miete! Es gibt Infoveranstaltungen, Kursangebote und Führungen an den meisten Gebärorten. Und du kannst natürlich auch außerhalb dieser Werbeveranstaltungen die Orte besuchen, um einen realistischen Blick darauf zu werfen. Wenn du dann gar nicht weiterkommst, lass dich von deiner Ärztin oder Hebamme beraten. Sie kennen die verschiedenen Angebote und Möglichkeiten in deiner Umgebung durch viele Rückmeldungen von »frischen Müttern«.

Aber egal, was du entscheidest, und fast egal, wo und wie dein Baby zur Welt kommt: **Du brauchst während der Geburt Zeit, Zutrauen, Respekt und eine liebevolle Umsorgung.** Wichtig für diese Grundlagen einer guten Betreuung sind dann aber eher der passende Personalschlüssel zur Geburtenzahl und die Fortbildungsbereitschaft des Teams und nicht die Hochglanzbroschüren am Klinikeingang oder toll gerahmte Babyfotos an den Wänden. Deshalb lohnt es sich, genau hinzuschauen und nachzufragen.

Denke immer daran: Es ist dein Gebären und deine Wahl, wie es stattfindet! Wenn dein/e Partner/Partnerin deine Entscheidung dann auch noch mitträgt, ist das großartig!

Fragen an euch und an den Gebärort

Bei jeder Option wird es für dich Vorteile, Nachteile und Alternativen geben und im günstigsten Fall – wenn es viele verschiedene Gebärorte in deiner Umgebung gibt –, kannst du natürlich auch deine Meinung wieder ändern. Oder aber der Verlauf der Schwangerschaft macht Änderungen notwendig. Es ist sehr gut, Vorstellungen von der Wunschgeburt zu haben, aber es ist noch wichtiger offen zu sein für die Anpassung an Notwendigkeiten. Das gilt für deine Schwangerschaft genauso wie für dein Leben mit dem Baby.

Hast du für dich herausgefunden, was dir für die Zeit des Gebärens und die Geburt deines Babys wichtig ist? Es ist eine wirklich gute Idee, deine dir wichtigen Wünsche vor der Geburt mit deinem Partner/deiner Partnerin zu besprechen, bevor ihr die eventuellen Gebärorte besucht. Und wunderbar wäre es, wenn ihr auch noch einer Meinung wärt oder zumindest an dem Thema arbeitet.

Als »roter Faden« kann dir vielleicht meine Liste helfen

- Wo fühle ich mich sicher und optimal unterstützt?
- Möchte ich das Baby im Wasser zur Welt bringen?
- Welche Möglichkeiten der Schmerzerleichterung möchte ich zur Verfügung haben – bei einer Hausgeburt oder im Geburtshaus oder in der Klinik?
- Möchte ich auf jeden Fall nach der Geburt noch in der Klinik bleiben?
- Hat meine Hausgeburtshebamme immer eine Vertretung, wenn sie gerade eine andere Familie betreut?
- Wie gut und schnell ist die Klinik in einem Notfall?
- Wie weit ist die nächste Kinderklinik entfernt?

Wenn du dies alles für dich klären konntest, ist es nun wichtig, herauszufinden, welche Regeln und Vorgehensweisen in der Klinik, der Praxis, dem Geburtshaus oder bei deiner Hausgeburtshebamme üblich sind. Um alle Themen rund um die außerklinische Geburt zu besprechen, wirst du dich in Einzel- oder Paargesprächen mit deinen Begleiterinnen treffen. In Kliniken sind Informationsnachmittage die Regel und Einzeltermine zur Anmeldung (leider) nicht überall etabliert. Denke immer daran, dass dir niemand sagen kann, was du zu tun hast, sondern dir immer lediglich deine Wahlmöglichkeiten aufgezeigt werden.

Vaginale Geburt oder Kaiserschnitt?

Alle Frauen wissen inzwischen, dass die vaginale Geburt die gesündeste Form des Gebärens für Mutter und Baby ist, wenn es keine Komplikationen gibt. Es gibt aber auch sehr gute Gründe, Babys durch Kaiserschnittgeburten zur Welt zu bringen. Die Querlage ist eine davon, und es gibt noch viel mehr medizinische Gründe. Dass diese Art der Geburt für dich und dein Baby wahrscheinlich nicht die erste Wahl darstellt, heißt aber nicht, dass du von dir enttäuscht sein solltest. Du hast halt die Hilfe gebraucht, die knapp ein Drittel der Frauen in Deutschland braucht. Das ist okay! Es ist natürlich nicht immer leicht von Plan A auf Plan B umzusteigen. Aber glaube mir, die allerbesten Geburtserlebnisse existieren in so vielen Formen, und wenn du für eine sichere Geburt diese Operation brauchst, versuche, auch aus dieser Situation das Beste zu machen. Da die Hälfte aller Frauen schon vorher um diese Tatsache der OP weiß, kann es guttun, einiges vorzubereiten.

Letzte Vorbereitungen vor der OP
- Organisiere genügend Unterstützung im Haushalt für die ersten Wochen nach der Geburt.
- Lass dir die Einkäufe einfach liefern.
- Besorge dir große, lockere Unterhosen, damit das Bündchen nicht auf die Narbe drückt.
- Entferne Nagellack von deinen Nägeln. Das Pulsoxymeter, ein Erfassungsgerät zur Sauerstoffsättigung im Blut, kann sonst keine korrekten Werte messen.
- Lass deinen Schmuck zu Hause, damit er nicht verloren geht.

Beschwerden
und besondere Umstände

Dein Körper vollbringt weiterhin eine riesige Anpassungsleistung, auch noch nach den ersten Wochen der Schwangerschaft. Dass dieses alles nicht ganz unbemerkt für dich vonstattengeht, ist ja nun wahrlich kein Wunder. Zumal ja auch endlich alle Mitmenschen deinen wachsenden Bauch mitbekommen. Und selbst, wenn du von allen Krankheiten verschont bleibst, können einige Beschwerden nun zu deinen vorübergehenden Begleitern werden. Da die Beschreibung aller Phänomene dieses Buch um das Zehnfache dicker machen würde, habe ich mich auf die zehn wichtigen Beschwerden konzentriert, von denen mir die allermeisten schwangeren Frauen berichten. In alphabetischer Reihenfolge sind das:

Ausfluss

Da die Drüsen in der Schwangerschaft aktiver als sonst sind, wird deine Vagina stärker durchblutet und produziert mehr Flüssigkeit. Verstärkter, eher dünnflüssiger Ausfluss ist normal. Mit der Unterstützung eines gesunden Vaginalmilieus mit einem pH-Wert von 4,0 kannst du dafür sorgen, dass ein Wachstum gefährlicher Keime verhindert wird. Mit Milchsäurestäbchen, Vitamin-C-Vaginaltabletten oder mit einem mit Naturjoghurt durchtränkten Tampon kannst du das Vaginalmilieu ansäuern. Benutze keine Vaginalspülungen oder Intimsprays – sowieso nie, sie sind so wichtig wie ein Loch im Kopf! – und trage Unterwäsche aus Baumwolle und im Schritt lockere Hosen. Wenn sich der Ausfluss grünlich oder weißlich verfärbt, seine Konsistenz verändert und unangenehm zu riechen beginnt und die Vagina juckt, bitte untersuchen lassen.

Hämorriden

Das sind die Gefäßpolster um das Poloch, die Juckreiz, Druckgefühl, Blutungen und Nässen als Symptome zeigen. Deine größer werdende Gebärmutter und dein vermehrtes Blutvolumen drücken auf die Blutgefäße am Poloch, die aufgelockert und geweitet sind. Versuche Verstopfung zu vermeiden, weil starkes Drücken das Problem noch vergrößern kann. Iss nicht zu viel Süßes und bewege dich viel. Das hilft genauso wie Salben, die den Juckreiz lindern (Hamamelis, Kamille, Calendula); ein Sitzbad mit Eichenrinde; das Kühlen mit einem mit kaltem Wasser gefüllten Kondom und die Auflage von einer rohen Kartoffelscheibe für 20 Minuten auf das Poloch.

Krampfadern

Vielleicht beobachtest du misstrauisch die deutlich hervortretenden, geschlängelten bläulichen Venen unter deiner Haut? Tja, auch da sind vermehrtes Blutvolumen und das durch Schwangerschaftshormone aufgelockerte Körpergewebe die Verursacher – und vielleicht zusätzlich deine lieben Vorfahren. Deine geweiteten Blutgefäße führen dazu, dass die Klappen in den Adern, die das Blut zum Herzen zurücktransportieren (Venen), nicht mehr richtig schließen. Wenn sich dein Blut in den Venen staut, können Krampfadern und/oder Besenreiser (kleine bläuliche Äderchen unter der Haut) zu sehen sein. Diese Bereiche können jucken, drücken oder dumpf wehtun. Stützstrümpfe oder Stützstrumpfhosen, das Hochlagern deiner Beine (auch nachts mit einem kleinen Keil am unteren Ende deiner Matratze), durchblutungsfördernde Fuß- und Beingymnastik, Schwimmen, kühlende Cremes und Salben können ein wenig helfen. Die Sauna dann bitte mal ein paar Monate meiden.

Ödeme

Die gesunde Steigerung und Ansammlung von Flüssigkeit (40 bis 50 Prozent mehr als sonst) im Körper zeigt sich bei drei Viertel aller werdenden Mütter am Ende der Schwangerschaft mit Symptomen wie Schwellung und Druckgefühl in Unterschenkeln, Füßen, Gelenken, Händen, Fingern und manchmal auch im Gesicht. Ein wenig besser wird es durch nährstoffreiche, eiweißreiche Nahrung, die nicht (!) salzarm zubereitet wird, durch viel Trinken, Ruhe und Entspannung, Hochlagern der Beine – auch nachts im Bett.

Aber lasse dich bitte sofort untersuchen, wenn Ödeme mit anderen Zeichen einer Präeklampsie, wie Kopfweh oder Eiweiß im Urin (Genaueres findest du im nächsten Kapitel zu »Krankheiten und Infektionen), dazukommen.

Schwangerschaftsstreifen

Durch ein schwaches Bindegewebe (mal wieder ein Erbe der lieben Vorfahren) und natürlich durch die Dehnung der Haut und des Bindegewebes können diese oft ungeliebten pink-violetten Linien oder Bänder an Bauch, Po, Brüsten, Schenkeln, Schultern, Armen und im unteren Rückenbereich hervorgerufen werden. Wirklich verhindern kannst du die Streifen, wenn die genetische Anlage dazu vorhanden ist, sowieso nicht – egal was die Werbung dir verspricht …

Helfen können dir das Vermeiden von zu schneller Gewichtszunahme, aber auch Gymnastik, viel Trinken, Schwimmen und Wechselduschen, weil all das die Durchblutung verbessert.

Sodbrennen

Wenn deine Gebärmutter im Bauchraum nach oben wächst, wird der Druck auf deinen Magen stärker. Der sonst gut schließende Muskelring, der den Magen zur Speiseröhre abschließt, ist hormonbedingt (Relaxin) schlaffer und das bringt Symptome wie brennende Schmerzen im Hals, Magendrücken oder Völlegefühl und saures Aufstoßen mit sich. Du teilst diese Beschwerde mit 80 Prozent aller schwangeren Frauen, gehörst also zur absoluten Mehrheit.

Du kannst dir helfen, indem du Haselnüsse, Mandeln oder Haferflocken sehr langsam kaust, ein Glas Milch trinkst oder deinen Oberkörper etwas erhöht im Bett lagerst.

Vermeide Kaffee, schwarzen Tee, Süßigkeiten, sprudelnde Getränke, Zitrusfrüchte, Hülsenfrüchte, scharfe und saure Speisen und riesige Mahlzeiten vor dem Zubettgehen.

Vena-cava-Syndrom

Deine größer werdende Gebärmutter und dein Baby können im letzten Schwangerschaftsdrittel auf große Gefäße im Bauchraum drücken und damit den Rückfluss des Blutes zu deinem Herz behindern. Dabei kann das sogenannte »Vena-cava-Syndrom« auftreten.

Du spürst dann leichten Schwindel und vielleicht auch Übelkeit und vermehrtes Herzklopfen durch den plötzlichen Blutdruckabfall. Da diese Form der Sauerstoffunterversorgung weder für dich noch dein Baby gesundheitsfördernd ist, vermeide bei solchen Symptomen in Zukunft die Rückenlage. Wenn das zum ersten Mal bei dir auftritt, lege dich sofort auf die linke Seite. Damit wird der Druck auf die Gefäße gelockert. Falls eine Lagerung auf dem Rücken unverzichtbar ist, stütze deinen Oberkörper mit vielen Kissen ab.

Verstopfung

Wenn du weniger als drei Mal in der Woche Stuhlgang hast und es dich auch noch sehr quält ihn loszuwerden, sind die Hormone Progesteron und Östrogen dafür verantwortlich. Sie sorgen für die Entspannung der Muskulatur deines Darms, der dadurch träger wird und leichter Verstopfungen entwickelt. Helfen können dir: regelmäßige Bewegung, geschroteter Leinsamen mit Joghurt und Obst (viel Wasser zu dieser Mischung trinken), Buttermilch, Vollkornprodukte, Trockenfrüchte und Bauchmassage im Uhrzeigersinn. Und auch ein Glas mit lauwarmem Wasser nach dem Aufstehen kann etwas Bewegung in deinen Darm bringen. Abführmittel und Einläufe sind als kleine Helferlein jetzt nicht erlaubt. Lass erst einmal Weißmehlprodukte, Bananen, Schokolade und andere Süßigkeiten aus deinem Nahrungsplan verschwinden. Ist eh gesünder.

Wadenkrämpfe

Besonders lästig sind Wadenkrämpfe, die durch ein unwillkürliches Zusammenziehen der Wadenmuskulatur entstehen, ohne dass sich diese von alleine wieder entspannt. Ursachen können bei dir Überbelastung, Anämie, Krampfadern oder Magnesium-, Kalzium- und Kaliummangel sein. Also, massiere deine Wadenmuskulatur, probiere, ob Wechselduschen helfen und esse viele Vollkorn- und Milchprodukte, grüne Freilandgemüse, geschälte Mandeln, Nüsse und Bananen. Wenn deine Waden plötzlich krampfen, hilft es, die Muskulatur zu strecken, indem du die Füße anziehst. Vermeide das Herumstehen in hohen Hacken!

Zahnfleischbluten

Die stärkere Durchblutung und Auflockerung deines Zahnfleischs macht es empfindlicher. Es schwillt auch gerne leicht an und blutet schnell. Versuche dann eine Massage mit deinen Fingern oder einer weichen Zahnbürste mit kleinem Kopf. Benutze regelmäßig Zahnseide oder Interdentalbürstchen sowie Salbei- oder Kamillentee als Mundspülung.

Wenn die Beschwerden bei dir anhalten, ist der Besuch bei den Zahnprofis wichtig, da unbehandelte Zahnfleischerkrankungen die Wahrscheinlichkeit einer Fehl/Frühgeburt erhöhen. Vermeide den Genuss saurer und stark zuckerhaltiger Nahrung.

Hilfe, ich bin krank!

Vielleicht gehörst du zu den Frauen, die überhaupt nicht krank werden in der Schwangerschaft. Dann hast du Glück gehabt, denn Krankheiten sind gar nicht so selten in den Monaten der guten Hoffnung. Der Grund dafür ist, dass sich dein Immunsystem in einem Ausnahmezustand befindet. Es darf dein Baby, das ja auch mit väterlichen, für dich fremden Merkmalen ausgestattet ist, nicht abstoßen und soll gleichzeitig deinen Körper vor drohenden Infektionen schützen. Das klappt halt nicht immer. Wenn du also von Erkältungen geplagt bist, können ein kurzzeitiger Rückzug aus dem Alltag auf das Sofa mit zusätzlichem Einsatz von Hausmitteln wie dem Inhalieren von warmem Wasser mit Meersalz, einem nicht zu heißen Erkältungsbad und der Lieblingstasse voller Früchtetee die beste Therapie sein.
Das gilt allerdings nur bei **leichteren Beschwerden**. Ruhe und Hausmittel allein sind nicht immer das Allheilmittel!
Und auch wenn du **möglichst keine Medikamente** nehmen möchtest, weil du ja weißt, dass fast alle Wirkstoffe über das Blut und die Plazenta auch zum Baby gelangen, rate ich dir, dich beraten zu lassen – gerade in der Schwangerschaft. Denn nicht untersuchte, unbehandelte fieberhafte Infekte oder chronische Erkrankungen sind für dich und dein Baby oft schäd-

licher als richtig eingesetzte Medikamente. Auch wenn deiner Freundin etwas aus dem »natürlichen, sanften« Bereich wie zum Beispiel Kräutertees, Ölen und Salben mit pflanzlichen Wirkstoffen, Bachblüten, Homöopathika, Schüßlersalzen oder anthroposophischen Arzneimitteln geholfen hat, sei bitte zurückhaltend. Denn es liegen kaum systematische Untersuchungen zu deren Verträglichkeit in Schwangerschaft und Stillzeit vor, und so beruhen zum Beispiel Kräutertropfen meist auf alkoholhaltigen Lösungen, die absolut tabu sind. Bei unzureichend geprüfter Herstellung solcher Präparate kann eine Verunreinigung mit Schwermetallen, Pestiziden und unerwünschten pflanzlichen Bestandteilen vorkommen. Und das will doch nun wirklich niemand zu sich nehmen! Um bei der Einnahme von Medikamenten und Co. auf Nummer sicher zu gehen, lass dich von deiner **Frauenärztin oder Hebamme beraten**. Deine Fachmenschen und auch du können sich zu Wirkungen von Medikamenten im Beratungszentrum zur Arzneimittelsicherheit in Schwangerschaft und Stillzeit weiterhelfen lassen, im Internet zu finden unter: www.embryotox.de. Dort werden wichtige neue Erkenntnisse und Studienergebnisse zu Medikamenten in Schwangerschaft und Stillzeit aktualisiert und in einer Datenbank – auch für dich – gesammelt.

Akute Gefahren – bitte zügig abklären lassen!

Du wirst wahrscheinlich die nächste Seite nicht benötigen und auch nicht besonders mögen. Sei dir sicher, dass die meisten Frauen ihre Schwangerschaften ohne medizinische Komplikationen erleben dürfen. Falls aber eines der Symptome bei dir auftreten sollte, bitte sofort bei deiner Ärztin, Hebamme oder in einer Klinik anrufen!

Die folgenden Symptome können (nicht müssen!) auf akute Komplikationen hinweisen, die einer sofortigen Untersuchung bedürfen

- **Vaginale Blutungen**

  Blutungen erlebt jede vierte Frau in der Schwangerschaft. Sie müssen in den ersten zwölf Wochen der Schwangerschaft nicht unbedingt zu einer Fehlgeburt führen. Erst wenn du zusätzlich Schmerzen und Krämpfe im Unterbauch wahrnimmst, bitte schnell untersuchen lassen. Alle Blutungen nach der zwölften Woche bedürfen einer raschen Klärung – auch wenn sie oft harmlos sind.

- **Eine dauerhaft fest gespannte Gebärmutter oder plötzliche Schmerzen im Bauchraum**

  Zusätzlich mit starker Blässe, leicht schockähnlichem Zustand und gleichzeitiger Angst – bitte unverzüglich eine Klinik aufsuchen (Verdacht auf Plazentalösung)!

- **Druckschmerz im Oberbauch, Appetitlosigkeit, Übelkeit, Erbrechen und ein allgemeines Krankheitsgefühl mit Kopfschmerzen – vor allem im letzten Schwangerschaftsdrittel**

  Eine rasche Überprüfung von Blutbild und Leberwerten muss in der Klinik erfolgen (Verdacht auf HELLP Syndrom).

- **Deutlich verringerte Bewegungen des Babys**

  Erst einmal etwas Zuckerhaltiges und Wasser zu dir nehmen, dann hinlegen und versuchen zu entspannen und dein Baby im Bauch etwas hin und her zu schieben. Wenn es dann immer noch nicht strampeln mag, zügig mit Ultraschall untersuchen lassen (Verdacht auf intrauterine Minderversorgung des Babys).

- **Augenflimmern, Kopfweh, Eiweiß im Urin, Ödeme, (Krämpfe – hoffentlich nicht)**

  Bei einer Kombination dieser Symptome – ab zur Untersuchung (Verdacht auf Präeklampsie)!

Krankheiten und Infektionen

Bei den Krankheiten habe ich mich auf sehr wenige konzentriert. Nur auf die, die häufiger auftreten können und diejenigen, bei denen freiwillige Tests im Rahmen der Schwangerschaftsvorsorge angeboten werden. Ich freue mich mit dir, wenn dich diese Seiten nicht interessieren müssen. In alphabetischer Reihenfolge geht es um folgende Themen:

- ### Anämie (Blutarmut; niedriger Eisenwert)

  Wenn du bei starker Müdigkeit und bleierner Erschöpfung gar nicht mehr auf die Füße kommst, zusätzlich sehr blasse Haut und helle Schleimhäute hast, wird dein Blut auf eine Anämie hin untersucht werden. Zusätzliche Symptome sind: Abwehrschwäche gegen Erkrankungen; Schwindel, Bewusstlosigkeit und Atemnot; Auftreten von schwarzen Punkten vor den Augen. Bei einer Anämie enthält das Blut zu wenig rote Blutkörperchen (Erythrozyten) oder/und zu wenig roten Blutfarbstoff (Hämoglobin). Eine dauerhaft erniedrigte Anzahl roter Blutkörperchen führt zu einem Hämoglobinmangel und in der Folge zu einer Anämie. Eisenhaltiger Blutfarbstoff wird zur Sauerstoffversorgung von Mutter und Baby gebraucht. Du kannst der Eisenmangelanämie vorbeugen, indem du Melasse, Hülsenfrüchte, grünes Blattgemüse, Kräuter, Vollkornflocken, rotes Fleisch (gut durchgebraten) und viel Vitamin C zu dir nimmst. Wenn dein Hämoglobin-Wert (Hb) zu tief absinkt, wird dir ein Eisenpräparat verordnet.

- ### Blasenentzündung

  Auch hier ist die hormonbedingte Auflockerung des Gewebes der Grund dafür, dass die Anfälligkeit für Blasenentzündungen erhöht ist. Bakterien können durch die Harnröhre leichter in die Blase und bis in das Nierenbecken aufsteigen. Bei Symptomen wie ständigem Harndrang, Brennen und Schmerzen beim Wasserlassen, Blut im Urin mit oder ohne Fieber, ist es wichtig, dass du dich rasch untersuchen lässt. Da Blasenentzündungen durch Bakterien verursacht werden, kann es sein, dass deine Ärztin dir Antibiotika wie zum Beispiel Penicillin und Erythromycin verordnet. Diese Medikamente sind auch in der Schwangerschaft gut verträglich. Um dem Ganzen vorzubeugen, trinke am besten zwei Liter am Tag und reinige, um eine Blaseninfektionen durch Darmbakterien zu vermeiden, die Po-Region grundsätzlich nach jedem Stuhlgang von vorn nach hinten.

● **Bluthochdruck – Hypertonie**

Bluthochdruck merkst du erst einmal gar nicht, vielleicht spürst du nur leichtes Kopfweh. Als zu hoch werden Blutdruckwerte ab 140/90 mm Hg angesehen. Bei anhaltend hohen Blutdruckwerten werden Medikamente verordnet. Das Wichtigste daran sind aber die eventuellen Anzeichen für eine **Präeklampsie,** die neben dem hohen Blutdruck von vermehrtem Eiweiß im Urin und häufig auch Wassereinlagerungen an Händen, Füßen und im Gesicht begleitet ist. Hinzu kommen oft Schwindel, Herzklopfen und Kopfschmerzen. In besonderen Fällen kann sich aus den Symptomen eine Präeklampsie, eine Eklampsie oder ein HELLP-Syndrom entwickeln. Sie zählen zu den **ernsten Schwangerschafts-Erkrankungen** in der zweiten Schwangerschaftshälfte. Zu den bereits genannten Symptomen können dann noch Kopfschmerzen, Sehstörungen, Übelkeit und Erbrechen hinzukommen. Dann heißt es, sofort ab zur Blutentnahme und weiteren Untersuchungen!

• Depressionen

Depressionen können über unsere ganze Lebensspanne auftreten. Und das auch in Lebensphasen, die mit Glück und Freude oder halt der »guten Hoffnung« verbunden sind. Wenn du mehr als vorübergehende Stimmungsschwankungen hast und von anhaltender tiefer Niedergeschlagenheit, Ängsten, starken Selbstzweifeln, ständigem Grübeln über vermeintliche und reale Probleme und zusätzlich noch Konzentrations- und Schlafstörungen sowie Appetit- und Lustlosigkeit belastet bist, lass dir unbedingt helfen. Rede rasch mit deiner Ärztin oder Hebamme darüber, da Depressionen gut behandelbar sind. Dort kannst du dir Adressen für psychotherapeutische Behandler in deiner Gegend nennen lassen, die Erfahrungen in der Begleitung schwangerer Frauen besitzen. Bei schweren Depressionen ist manchmal zusätzlich zur Psychotherapie die Gabe von Medikamenten notwendig.

• Listeriose und Toxoplasmose

Normalerweise verlaufen solche Lebensmittelinfektionen bei gesunden erwachsenen Menschen unbemerkt und folgenlos. Infizierst du dich jedoch in der Schwangerschaft, was zum Glück selten stattfindet (2014 sind dem Robert Koch-Institut 40 Erkrankungsfälle bei 700 000 Geburten gemeldet worden), können die Bakterien dein Baby gefährden. Vielleicht hast du das Glück, zu den etwa 40 Prozent aller schwangeren Frauen zu gehören, die bereits Antikörper gegen Toxoplasmose im Blut haben. Die helfen aber natürlich nicht gegen Listerien. Deshalb gibt es für dich die besonderen Empfehlungen, die du im Kapitel »Was bedeutet ausgewogene Ernährung für mich?« zu Beginn des Buches findest. Zusätzlich wichtig zu wissen ist: Beim Kochen, Braten, Backen und bei der industriellen Erhitzung werden die Erreger zerstört, wenn das Lebensmittel auch im Inneren mindestens zwei Minuten über 70 °C heiß war. Listerien können sich auch in gekühlten Lebensmitteln vermehren. Daher kaufe am besten nur kleine Mengen und verbrauche die Produkte rasch. Eine Infektion kann sich durch grippeähnliche Symptome wie Fieber, Muskelschmerzen, Hals- und Bindehautentzündungen, Übelkeit und Durchfall bemerkbar machen. Besteht bei dir der Verdacht auf eine der Infektionen, kann diese über eine Blutuntersuchung nachgewiesen werden. Eine Infektion wird dann bei dir mit Antibiotika behandelt werden.

● Pilzinfektion der Vagina

Diese Infektionen treten sehr gern in der Schwangerschaft auf. Die Symptome sind mehr oder weniger ausgeprägter Juckreiz, Brennen, weißlich-krümeliger Ausfluss und Schmerzen beim Sex. Zum Glück wird diese Infektion nicht auf das ungeborene Baby übertragen. Sie sollte vor der Geburt verschwunden sein, weil die Pilzsporen sonst während der Geburt die Schleimhäute deines Babys begrüßen. Behandelt wird mit Cremes und Vaginaltabletten (natürlich nur nach Rücksprache!) und nachbehandelt mit Milchsäurestäbchen, Vitamin-C-Vaginaltabletten und joghurtgetränkten Tampons. Wenn du zu Pilzinfektionen neigst, ist es gut auf Slipeinlagen mit Plastikfolie zu verzichten und Baumwollslips zu tragen, damit Luft an die Haut kommen kann. Zur Intimpflege lauwarmes Wasser und milde Seifenlotion verwenden. Du weißt schon: keine Intimwaschlotionen!!

● Röteln

Die Röteln hast du vielleicht schon als Kind durchlebt oder du bist zwei Mal dagegen geimpft worden. Dann kannst du hier aufhören weiterzulesen, weil genügend Schutz gegen diese Krankheit bei dir besteht. Wenn das nicht der Fall ist:

Die Rötelnviren werden als Tröpfcheninfektion rasch übertragen und sind außerhalb der Schwangerschaft eher harmlos. Es tritt Fieber auf und es sind kleine rote Flecken im Gesicht und auf dem Rumpf zu entdecken. Bei der seltenen Erstinfektion in der Schwangerschaft, die auftreten kann, wenn du nicht genügend Antikörper gegen diese Krankheit hast, kann dies zu einer Schädigung, einer Fehlgeburt oder auch Blutarmut beim Baby und Wasseransammlungen in seinem Bauchraum führen. Wenn du ohne ausreichenden Schutz Kontakt mit einer infizierten Person haben solltest, kann durch eine passive Impfung mit einem Immunglobulin versucht werden, eine Infektion zu verhindern. Du kannst ohne ausreichenden Immunschutz im Wochenbett die Impfungen nachholen, damit du dir spätestens beim nächsten Baby darum keine Sorgen mehr machen musst.

Schwangerschaftsdiabetes

Bei einem Diabetes schüttet deine Bauchspeicheldrüse nicht genügend Insulin aus, um den Blutzuckerspiegel nach einer Mahlzeit ausreichend zu senken. Wenn dies das erste Mal in deiner Schwangerschaft auftritt, wird die Diagnose Schwangerschaftsdiabetes (Gestationsdiabetes) gestellt. Die Folge der unbehandelten Erkrankung ist, dass dein Baby vermehrt Insulin produziert, um den eigenen Zuckerspiegel zu senken. Die Symptome bei dir sind zum Beispiel eine plötzliche starke Gewichtszunahme, starker Durst oder eine vermehrte Fruchtwassermenge. Da Insulin unter anderem auch ein Wachstumshormon ist, wird dein Baby durch einen erhöhten Zuckerspiegel im Verhältnis zum Schwangerschaftsalter sehr groß und schwer. Eine natürliche Geburt ist dann komplizierter und es kommt häufiger zu einer Kaiserschnittgeburt. Bei einem schlecht eingestellten Diabetes treten auch Früh- und Totgeburten häufiger auf. Daher ist es wichtig, die Zuckerwerte gut zu kontrollieren. War dein Test auf Diabetes (OGTT – oraler Glukosetoleranztest, zwischen der 24. und 28. Schwangerschaftswoche) auffällig, kann schon eine Ernährungsumstellung und mehr Bewegung im Alltag Wunder bewirken. Ess wenig Kohlenhydrate (Brot, Nudeln, Kartoffeln, Gebäck), Fruchtzucker und Süßigkeiten. Reicht dies nicht aus, musst du in wenigen Fällen zusätzlich Insulin spritzen. Nicht nur für dein Baby, auch für dich ist eine gute Blutzuckereinstellung wichtig, um die Wahrscheinlichkeit für Infektionen (Bakterien lieben Zucker!), Bluthochdruck und andere Erkrankungen klein zu halten. Nach der Wochenbettzeit wird dann nochmals mit einem Zuckertest überprüft, ob der Diabetes »verschwunden« ist. Das ist zum Glück meistens der Fall. Wenn du einen Schwangerschaftsdiabetes entwickelst, besteht eine erhöhte Wahrscheinlichkeit auch im Alter, an einem Diabetes zu erkranken. Gut zu wissen! So kannst du nun schon mit bewusster Gesundheitsvorsorge (Sport und Ernährung) versuchen, den Beginn der Erkrankung nach hinten schieben.

● Streptokokken der Gruppe B – GBS

Ein Abstrich aus Vagina und Enddarm wird dir in der 35. bis 37. Schwangerschaftswoche als Wahlleistung empfohlen, um eine eventuelle Infektion mit B-Streptokokken für das Baby während der Geburt zu verhindern. Streptokokken besiedeln bei einem Siebtel aller schwangeren Frauen Mund, Vagina, Darm oder Harnröhre – meist ohne Symptome. Wenn du Trägerin dieser Bakterien sein solltest, wird eine Antibiotikatherapie während der Geburt empfohlen, die eine Infektionswahrscheinlichkeit für dein Baby senkt. Bei 700 000 Geburten (2014) in Deutschland waren

100 000 Frauen mit B-Streptokokken besiedelt. Dies führte zu etwas mehr als 100 Infektionen bei den Babys, also zum Glück recht selten. Die Folgen dieser Erkrankung können aber unter anderem eine Blutvergiftung oder Gehirnhaut- und Lungenentzündungen sein.

- ## Windpocken (Varizellen)

Windpocken gehören wahrscheinlich als weitverbreitete Kinderkrankheit schon zu deinem Erfahrungsschatz. Etwa 95 Prozent der erwachsenen Menschen sind in Deutschland gegen das Virus immun, da sie die Krankheit durchgemacht haben oder dagegen geimpft wurden.

Bist du nicht immun gegen Windpocken und steckst dich an (ein sehr seltener Fall!), kann das Virus auf das ungeborene oder neugeborene Baby übertragen werden. Bei einer Infektion während der Schwangerschaft besteht eine erhöhte Wahrscheinlichkeit für kindliche Fehlbildungen, Organstörungen und neurologische Erkrankungen. Bei einer Infektion kurz vor der Geburt kann es zu einer schweren und sogar lebensgefährlichen kindlichen Infektion kommen. Wenn du nicht sicher bist, ob du immun bist, kannst du auch in der Schwangerschaft noch durch einen Bluttest prüfen lassen, ob ausreichend Antikörper vorhanden sind. Eine Impfung gegen Varizellen während der Schwangerschaft ist allerdings nicht möglich, weil es sich um einen sogenannten Lebend-Impfstoff handelt, also mit lebenden, aber abgeschwächten Krankheitserregern.

Wenn du keinen Immunschutz hast und dich mit Windpocken angesteckt hast, kann der Ausbruch der Krankheit durch eine Behandlung mit Varicella-zoster-Immunglobulin verhindert oder abgeschwächt werden. Dazu musst du oder dein Baby in den ersten vier Tage nach der vermuteten Ansteckung mit dem Immunglobulin behandelt werden.

Welche Impfungen sind möglich und sinnvoll?

Wundere dich nicht, wenn du von deiner Ärztin nach deinem Impfstatus gefragt wirst. Da du sonst in deinem Leben selten regelmäßig zu Vorsorgeuntersuchungen erscheinst, ist es die Gelegenheit, um über Themen zum Gesundheitsschutz und der Gesundheitsförderung mit dir zu sprechen. Sinn einer Impfung ist auch in der Schwangerschaft die Aktivierung deines Immunsystems gegenüber bestimmten eindringenden Erregern und die Verhinderung einer Erkrankung, bei der es keine oder nur begrenzte Therapiemöglichkeiten gibt.

Du kannst dich im zweiten Drittel der Schwangerschaft mit Totimpfstoffen gegen Tetanus, Diphtherie, Keuchhusten und Hepatitis A und B impfen lassen. Zusätzlich empfehlen Experten, dass du dich ab dem zweiten Schwangerschaftsdrittel gegen **Influenza** impfen lässt. Die Influenza-Impfung schützt sicher vor einer Infektion mit den Virus-Stämmen, deren Antigene in der Impfung enthalten waren. Wenn du schon mit einer Erkrankung wie beispielsweise Asthma, Diabetes oder Bluthochdruck lebst, wird empfohlen, dass du dich bereits im ersten Schwangerschaftsdrittel gegen Grippe immunisieren lässt. Da es sich auch hier um einen Totimpfstoff handelt, ist eine Influenza-Impfung während der Schwangerschaft unbedenklich. Lass dich über die Vor- und Nachteile der Impfungen eingehend von den Fachleuten beraten.

Jedes Jahr erkranken während der Grippesaison etwa zehn Prozent der Menschen. Deine Wahrscheinlichkeit, in der Schwangerschaft krank zu werden ist nicht höher, aber die Erkrankung verläuft in der Schwangerschaft schwerer. Die Immunität, die du durch eine Impfung erworben hast, gibst du durch den gemeinsamen Blutkreislauf vor der Geburt an dein Baby weiter. Und die gute Nachricht ist, dass die Babys von Müttern, die gegen Influenza geimpft sind, deutlich seltener an Influenza erkranken. Weitere Infos findest du unter »Allgemeine Fragen« auf www.rki.de.

Mein Bauch wird immer so hart – Übungswehen oder vorzeitige Wehen?

Deine Gebärmutter zieht sich im gesamten Verlauf der Schwangerschaft immer wieder zusammen. Das ist ganz normal und harmlos. Die sogenannten Braxton-Hicks-Kontraktionen, benannt nach einem englischen Arzt, der sie 1870 das erste Mal beschrieb, führen nicht zu einer frühen Geburt. In den meisten Fällen spürst du sie gar nicht. Ab der 29. Woche kannst du das Üben der Gebärmutter dann häufiger wahrnehmen und sie reagiert auch gerne auf das Strampeln deines Babys. Dabei wird dein Bauch hart und fest wie eine Kugel und das Ganze kann bis zu einer Minute anhalten. Diese Übungswehen sind aber eher unregelmäßig und wenig schmerzhaft. Sie helfen deinem Baby, in die richtige Startposition für die Geburt zu kommen. Wie wundervoll, dafür musst du gar nichts tun! Manchmal kann sich aber dieses Üben zu einem schmerzhaften Ziehen im Unterbauch oder im unteren

Rücken ausweiten. Dann ist es sinnvoll herauszufinden, ob du vielleicht ein besonders neugieriges Baby in dir brütest.

Es handelt sich meist um Übungswehen, …

- wenn du innerhalb von 24 Stunden nicht mehr als zehn bis 15 Kontraktionen hast.
- wenn du kein Ziehen und keinen Schmerz bei einem harten Bauch spürst, sie jedes Mal weniger als 30 Sekunden andauern und sehr unregelmäßig kommen.

Lege deine Hand auf die Gebärmutter und fühle, ob diese gleichzeitig mit dem Ziehen hart wird. Als erste Maßnahme kannst du fühlen, ob das Ziehen abklingt, wenn du dich hinlegst und ein Glas Wasser trinkst. Informiere in jedem Fall aber deine Ärztin oder deine Hebamme.

Um vorzeitige Wehen kann es sich handeln, …

- wenn du mehr als zwei Wehen stündlich (um die 25. Schwangerschaftswoche) oder bis zu fünf Wehen stündlich (um die 37. Schwangerschaftswoche) hast, die regelmäßig wiederkehren und schmerzhaft sind.
- wenn sich die Abstände zwischen dem Ziehen verkürzen. Fahre dann bitte sofort in eine Klinik.

Wenn der Verdacht auf vorzeitige Wehentätigkeit und Frühgeburtsbestrebungen bei dir besteht und du dein Baby weniger als 36 Wochen in dir trägst, solltest du dich für eine Klinik mit einer Frühgeborenenabteilung entscheiden – sofern das in deinem Umkreis möglich ist.

Jetzt erst einmal Entspannung

Nach all den möglichen Beschwerden, Krankheiten und Unsicherheiten steht nun ein wenig Entspannung an!

Suche dir den kuscheligsten Platz in deiner Wohnung und stelle dein Handy auf lautlos. Dann nimm zwei tiefe Atemzüge, schließe deine Augen und stelle dir deinen liebsten Platz draußen in der Natur vor: vielleicht ein weiter, menschenleerer Strand, eine Waldlichtung, ein Berghügel mit weitem Blick oder einfach eine schöne Wildblumenwiese. Was ist dir der liebste Platz? Experimentiere ruhig mit verschiedenen Visionen.

Wenn du sicher bist, fokussiere dich auf das, was du siehst und achte auf die Geräusche, die dann erklingen, die Gerüche, die du wahrnimmst und deine Gefühle. Stelle dir die Farben und die Umgebung deines Platzes vor. Siehst du Menschen, Tiere, Bäume oder den Horizont? Höre den Gesang der Vögel, die leise hochwehenden Geräusche aus dem Tal oder den Wind auf dem Berggipfel, das Geräusch der Wellen, die an den Strand spülen. Spüre die Sonne und den Wind im Gesicht, in deinen Haaren und das Wasser und den Sand, die deine Zehen umspielen. Spürst du die feine Gischt und das Salz auf deiner Haut?

Wenn du dich ganz wohl fühlst an diesem liebsten Platz, gehe noch ein Stückchen weiter in deiner Vorstellungskraft und stelle dir das Baby in deinen Armen vor. Wie fühlt sich sein Gewicht an? Schaue in seine/ihre Augen und stelle dir vor, dass sich eure Blicke begegnen. Lächle es an und sage ihm, wie sehr du dich auf seine Ankunft freust.

Wozu nur all diese Kurse?

In Schwangerschaftskursen lernst du Frauen aus deiner Nähe kennen, die in ganz ähnlichen Erfahrungswelten stecken wie du. Natürlich kannst du dein Baby auch ohne Kurse in Pilates, Yoga, Tanz, Meditation, Gymnastik und Geburtsvorbereitung zur Welt bringen, aber sie haben neben der Möglichkeit neue Freundinnen kennenzulernen ganz klar noch einen weiteren Vorteil: Du kannst in ihnen eine kleine Extraeinheit Zeit für dich und dein Baby genießen.

Wenn die Kurse von Hebammen geleitet werden, sind sie oft kostenfrei oder günstig zu buchen, da alle gesetzlichen Krankenkassen (und auch viele private Kassen) zumindest einen Kurs à 14 Stunden finanzieren. Bei dem Besuch mehrerer Kurse, oder wenn dich dein Partner oder deine Partnerin begleitet, muss das zusätzlich bezahlt werden.

Ob der Besuch von Kursen sinnvoll ist oder nicht, ist wissenschaftlich untersucht worden. Dabei wurde nachgewiesen, dass schwangere Frauen, die Geburtsvorbereitungskurse besucht haben, im Durchschnitt leichtere und interventionsärmere Geburten erleben als schwangere Frauen, die keine Kurse besucht haben. Die Wehenarbeitszeit ist kürzer, es werden weniger Medikamente benötigt und die Babys werden häufiger gestillt. Wenn du mit deinem Partner oder deiner Partnerin gemeinsam die Geburt erleben möchtest, kann es eine gute Idee sein, sich in einem Kurs auf diese außergewöhnliche Erfahrung vorzubereiten. Wenn du bis jetzt noch nicht entschieden hast, ob du eine Begleitung zur Geburt wünschst, bekommst du hier vielleicht gute Anstöße für eine Entscheidung.

Aus meiner Sicht ist ein **Erste-Hilfe-Kurs** für Babys und Kinder sehr sinnvoll. Dort lernst du unter anderem die Durchführung der richtigen Maßnahmen bei Kindernotfällen.

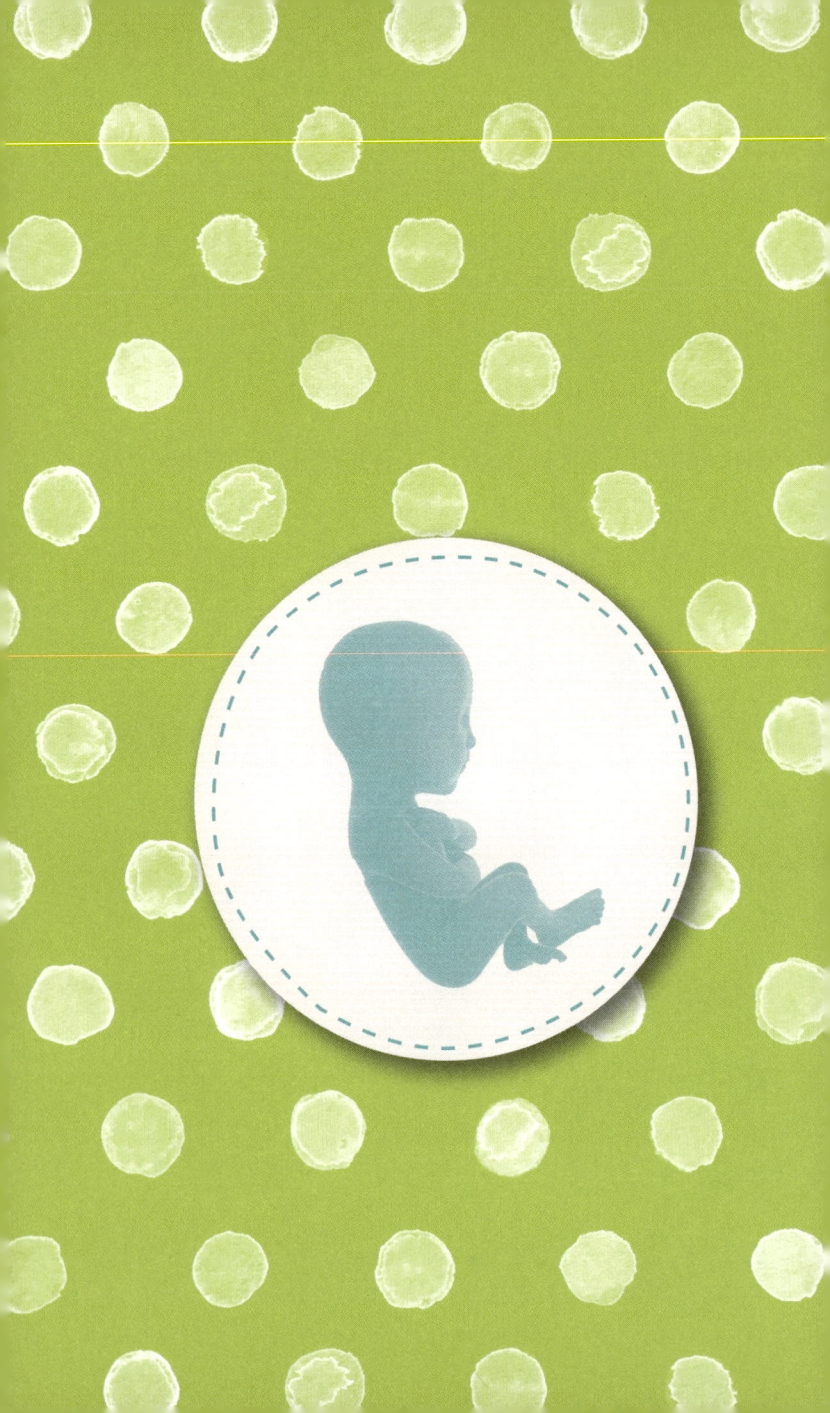

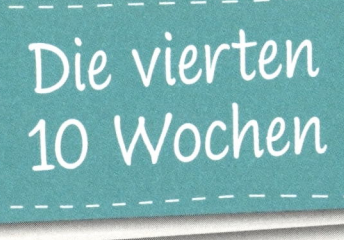

Die vierten 10 Wochen

To-do-Liste 122 • Geschwister 124 •
Unterstützung organisieren. 125 •
Partner-Tipps 126 •
Entspannungsübungen 128 •
Babybewegungen 129 • Babylage 131 •
• Intimrasur? 137 • Stillen 138 •
Stillvorbereitung 140 • Fläschchen 141 •
Vorzeichen 143 • Warten 144 •
Tipps zur Wartezeit 146

Eine »To-do-Liste« für die nächsten 10 Wochen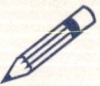

Ganz egal an welchem Ort dein Baby zur Welt kommen mag: Das Thema »Tasche packen« für die Reise in diesen neuen Lebensabschnitt ist da. Daher besteht diese To-do-Liste aus Tipps für eure Tasche. Du wirst das Baby zur Welt bringen und du sollst alle brauchbaren Annehmlichkeiten zur Stärkung in deiner Tasche haben. Vergiss bitte die ganzen Listen von Firmen, die gerne etwas verkaufen möchten, und orientiere dich an Tipps, die von deinem Gebärort kommen.

✔ Lege die weltbesten Unterstützungsdinge für dich auf den Tisch und lasse deine/n Begleiter/Begleiterin für die Geburt alles in die **Tasche** packen. So wird er/sie sich gut in der Tasche zurechtfinden und lernt gleich all die Dinge kennen, die demnächst zu eurem Haushalt gehören werden.

Auch wenn du dein Baby zu Hause zur Welt bringen möchtest, ist eine fertig gepackte Tasche für einen eventuellen Ortswechsel gut. Ansonsten kennst du dich ja dort aus und legst nur die erste Kleidung für das Baby zurecht.

✔ Packe dir etwas **Kuscheliges aus deinem Zuhause** ein. Das kann ein kleines Kissen sein oder das besonders weiche, vorne zu öffnende Hemd oder auch deine Wärmflasche mit flauschigem Drumherum (für Rückenschmerzen bei der Wehenarbeit). Alles, was deine Umgebung für die Gebärarbeit vertrauter macht, hilft dir in diesen fremd riechenden Räumen mit den vielen oft unbekannten Menschen in einen Entspannungsmodus in deinen Wehenpausen zu kommen.

✔ Ein **Öl zur Massage**, das möglichst keine starken ätherischen Anteile hat, ist gut. So kannst du dich auf Auflockerungsmassagen in Wehenpausen freuen und gleichzeitig deinen individuellen Geruch behalten, den dein Baby schon vom Geschmack des Fruchtwassers kennt.

✓ Lege einen **leichten Morgenmantel** zurecht. Gerade in Krankenhäusern werden immer noch gerne diese wunderschönen Nachthemden gereicht, die hinten sperrangelweit offen stehen und dazu dann die netten Netzunterhöschen. Glaube mir, du wirst dich wohler fühlen mit etwas oben drüber! Oder nimm einfach etwas von deiner Kleidung mit und lehne die Klinikkluft dankend ab.

✓ Ein **Mundwasser** zum Ausspülen bei längerer Gebärarbeit tut gut, genauso wie ein dir angenehmes **Lippenbalsam,** weil der Mund oft sehr trocken wird.

✓ Nimm eine **leere Sprayflasche** mit, in die du an deinem Gebärort kaltes Wasser füllen lassen kannst, das wunderbar für deine Erfrischung ins Gesicht und in den Nacken gespritzt werden kann.

✓ Falls du **entspannende Musik** magst, lade alle deine Lieblingslieder auf deinen iPod oder dein Handy herunter, damit du am besten mit Kopfhörern lauschen kannst und nicht alle Umgebungsgeräusche mitkriegen musst. Musik hat die Kraft, Gefühle zu wecken und positive Erinnerungen zu aktivieren. So kannst du dich zum Beispiel mit der Erinnerung an den ersten gemeinsamen Tanz mit deinem/deiner Liebsten in energetisch kräftigende und glückliche Momente beamen.

✓ **Warme Socken** sind unerlässlich. Erstens, weil die Füße beim Herumtigern während der Wehenarbeit gerne kalt werden, und zweitens, weil kalte Füße eine echte Wehenbremse sind.

✓ Irgendeine **Belohnungssüßigkeit** für nach der Geburt. Und wenn ab sofort für dich als frische Mutter nur noch Gesundheitsaspekte im Vordergrund stehen, nimm die ganz dunkle Schokolade, die soll auch noch Eisen enthalten ☺.

Geschwister vorbereiten – aber wie?
Zwei Beispiele.

Der Zeitpunkt kann eine Rolle spielen, etwa bei den ganz Kleinen, für die neun Monate eine sehr lange Zeit sind, aber auch das »Wie« ist wichtig, damit es eine freudige Erwartung auch für die großen Geschwister ist. Hier die Beispiele von Eltern:

Christine, 33 Jahre, in der 13. Schwangerschaftswoche und Jonathan, 4 Jahre alt

Ich habe heute ein Buch gekauft und habe es Jonathan bei unserem Nachmittagskakao geschenkt. Er schaute auf das Cover und meinte: »Da geht's um Babys.« Als ich ihn fragte, ob er sich auch ein Baby wünscht, meinte er: »Wir können ja eins im Laden kaufen, aber erst den Legoflieger ...« Also beginne ich mit dem Vorlesen und versuche etwas mehr zu erklären. Er hört recht aufmerksam zu und als wir zu der Seite kommen, auf der Papa und Mama ins Krankenhaus fahren, sagt er: »Darf ich aussuchen? Will einen Bruder.«

Rahel, 34 Jahre, in der 10. Schwangerschaftswoche und Sophie, 7 Jahre alt

Wir haben Sophie sehr früh gesagt, dass ein Baby kommt. Als sie dann erfuhr, dass ich zu einer Untersuchung bei einer ganz besonderen Ärztin nur für Mädchen, Frauen und Mamas gehen wollte, und es dort vor allem ein tolles Gerät gibt, das in den Bauch gucken kann, bestand sie darauf mitzukommen. Also zogen wir am Nachmittag nach dem Hort los. Nur wir zwei! Sie lachte sehr, weil sie fand, dass unser Baby komisch auf dem Bildschirm aussah. Als die Ärztin ihr ein Ultraschallfoto schenkte, war sie sehr stolz, dass sie mit zur Mama-Ärztin durfte und nun auch noch wusste wie unser Baby gerade aussieht. Danach sind wir noch gemeinsam Eisessen gegangen. Solche Mama-Tochter-Tage wollen wir auch nach der Geburt beibehalten.

Unterstützung für dich jetzt und in der ersten Zeit mit dem Baby

Nimm auf jeden Fall angebotene Hilfe an. Gerade, wenn du eine vertrauensvolle Beziehung zu deinen Eltern oder anderen Verwandten hast, wird dir Unterstützung schon jetzt guttun. Es ist doch einfach wunderbar, gerade wenn du schon Kind/ Kinder hast und dich in der Schwangerschaft öfter müde und erschöpft fühlst, wenn Oma die Bande einfach mal am Nachmittag mit zum Kuchenbacken abholt und du dich ausruhen kannst. Besprich zeitig besser zu viel als zu wenig, da Babys oft unberechenbar sind! Jeder hilfswillige Unterstützer sollte einen Platz finden, der zu deinen Wünschen passt. Sorge dafür, dass in den letzten Wochen vor der Geburt immer jemand bereitsteht, der auch nachts kommen kann, wenn ihr losmüsst. Für die ersten Tage nach der Geburt ist eine vorbeigebrachte warme Mahlzeit der Garant, dass du mal etwas anderes isst als eine Stulle mit Brot. Und falls der reiche Großonkel, der ja nie Zeit hat, eher finanzielle Unterstützung leisten möchte: sehr gerne. Lass deine Fantasie spielen: Lieber die Finanzspritze für einen grandiosen Urlaub noch ohne Baby oder eine Reinigungskraft für die ersten Monate nach der Geburt?

Und wenn du keine liebe Verwandtschaft vor Ort hast, erkundige dich bei deinen lokalen Beratungsstellen www.familienplanung.de/beratung/beratungsstellensuche/, deiner Ärztin oder Hebamme oder auch dem Sozialdienst in deiner Wunschklinik, wer für Hilfsangebote und Unterstützung zur Verfügung steht.

Top-Tipps für Partner und Partnerinnen

Du kannst deine Partnerin während der Schwangerschaft wirklich unterstützen – und die allermeisten Frauen wünschen sich das auch. Also krempel die Ärmel hoch und beschäftige dich ernsthaft mit den Vorbereitungen auf die Geburt. Lange dauert es nun nicht mehr, und es ist einfach ein besseres Gefühl, alles im Blick zu haben!

- Nimm dir die Zeit, sie zu einer Vorsorgeuntersuchung zu begleiten. Stelle deine eigenen Fragen zu den medizinischen Themen, die dich beschäftigen. Du wirst sehen, dass dafür dort Zeit sein wird. Ist die Nummer der Ärztin im Handy eingespeichert?

- Suche gemeinsam mit ihr nach einer **Kinderärztin** in eurer Umgebung und beschäftige dich schon einmal mit dem Thema Impfungen für Babys. https://www.impfen-info.de/impf empfehlungen/

- Lasse dir von eurer **Hebamme** zeigen, wie du die Lage und die Bewegungen eures Babys fühlen und in späteren Wochen vielleicht sogar mit kleinen Händen und Füßen spielen kannst.

- Ab der 30. Schwangerschaftswoche kannst du die **Herztöne** eures Babys hören, indem du dein Ohr auf den Unterbauch deiner Liebsten legst. Das Herz eures Babys schlägt doppelt so schnell (110 bis 150 Schläge pro Minute) wie dein eigenes.

- **Rede mit eurem Baby** oder singe ihm etwas vor. So wird es sich nach der Geburt beim vertrauten Klang deiner Stimme gleich zu Hause angekommen fühlen.

- Lass dir ein **Ultraschallfoto** von eurem Baby geben. So hast auch du es immer dabei.

- Sauge alle Infos aus den **Kursen** auf, die ihr gemeinsam besucht. So könnt ihr mögliche Gebärpositionen ausprobieren und über alles reden, was ihr bei der Geburt wichtig ist. Du kannst dann, wenn es so weit ist, ihre Interessen am Gebärort besser vertreten. Speichere die Nummer des gewünschten Gebärorts in deinem Handy!

- Übe schon einmal die **Fahrt in die Klinik**. Wie lange brauchst du im Berufsverkehr und wie lange sonst. Und bitte – auf den besonderen Wunsch eurer Buchhebamme: Übe auch das Ein- und Ausbauen der **Babyschale.** Das vermeidet Dramen, die ich gerade nach ambulanten Geburten mitten in einer kalten, verschneiten Nacht mehr als einmal erleben durfte. Ich kann die Dinger inzwischen handeln …

- Wenn ihr die Strecke mit dem **Taxi oder Krankentransport** bewältigen wollt: Sind alle Nummern im Handy und weißt du, wie lange die Unternehmen brauchen, um bei euch zu sein?

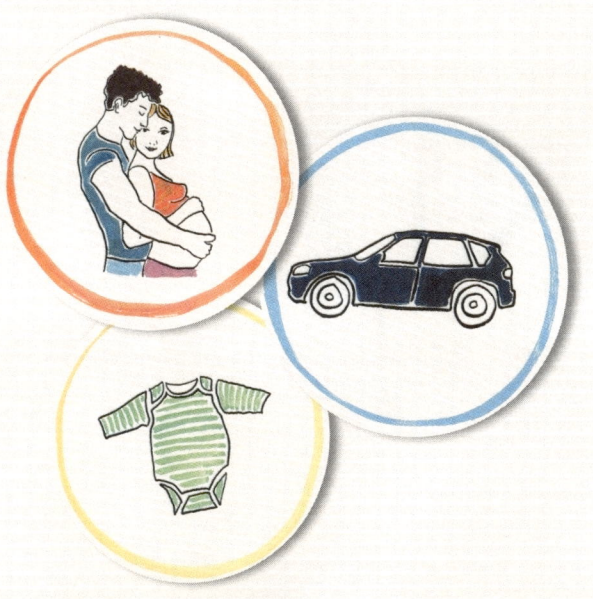

Entspannungsübungen

Kurzentspannung für deinen Bauch

- Lege dich mit dem Rücken auf eine Matte oder setze dich bequem auf deinen Lieblingssessel.
- Spanne deine Bauchmuskeln an, indem du deine Lendenwirbelsäule nach unten in die Matte bzw. nach hinten in den Sessel drückst. Halte die Anspannung für etwa fünf bis zehn Sekunden. Konzentriere dich dabei auf das Spannungsgefühl in deinem Bauch.
- Lass anschließend die Bauchmuskeln wieder los und atme tief in den Bauch hinein und spüre, ob dein Baby mit Strampeln reagiert.
- Wiederhole diese Übung drei bis fünf Mal.

Lockerungs- und Dehnungsübungen für dich

- Stelle dich breitbeinig auf deine Füße, spüre die Schwere deines Körpers, die du an den Boden abgibst und schüttele dich! Schüttele die Hände, die Arme, die Füße, die Beine, den Bauch, die Brust, den Kopf. Kurzum schüttele deinen ganzen Körper. Versuche auch deine Gesichtszüge und deinen Mund zu entspannen und zu schütteln. Der ganze Körper wird so lockerer und gelöster.
- Bleibe in der breitbeinigen, aufrechten Position und verhake deine Hände hinter dem Rücken. Beuge dich sanft nach vorne und strecke die Hände über den Kopf. So spürst du die Dehnung in Armen, Rücken und deinen Beinen. Halte diese Position und atme tief und

gleichmäßig für fünf bis sieben Atemzüge. Versuche auch bewusst in die Schultern und Arme hineinzuatmen, um die Verkrampfungen und Spannungen zu lösen.

- Probiere danach die Gegenübung, indem du erst mit nach oben geöffneten Handflächen deine Arme zur Seite streckst und deinen Kopf nach hinten legst.
- Diese Dehnübungen kannst du nach Belieben wiederholen. Sie helfen dir, den Körper zu lockern, Verspannungen zu lösen und die bewusste Atmung zu üben.

Babybewegungen zählen?

Du hast dich bestimmt schon gut an dieses wundervolle Gefühl gewöhnt, wenn dein Baby im Bauch durch seine Bewegungen regelmäßig auf sich aufmerksam macht. Dass du es nicht immer mit seinem Strampeln und Schattenboxen wahrnimmst, ist ganz normal. Wenn du selber in Aktion bist, gehen gerade die weniger raumgreifenden kurzen Kindsbewegungen, die nur wenige Sekunden dauern, im Alltag leicht unter. Du wirst mit der Zeit dein Baby im Bauch so gut kennengelernt haben, dass du merkst, wann es seine Spieleinheit möchte und wann es eine kleine Schlafmütze sein mag. **Verändert sich das dir vertraute Muster**, kann es daran liegen, dass es für das wachsende Baby immer enger wird oder dass es einfach eine längere Schlafstrecke braucht.

Die Information, dass die Anzahl der täglichen Kindsbewegungen auf das Wohlbefinden beziehungsweise eine Mangelversorgung des Babys hinweist, kannst du vergessen. Es ist ja wohl eher ein Stress für dich, Tabellen ausfüllen oder jedes leichte Strampeln in eine Smartphone-App eingeben zu müssen, um auf jeden Fall auf die über zehn zu registrierenden Bewegungen pro Tag zu kommen. Zumal Studien ergeben haben, dass diese Zählmethode keine eindeutigen Ergebnisse im Hinblick auf das Wohlergehen des Babys liefern kann! Mit dieser Babyüberwachungsmethode erhöhte sich bisher nur die Rate an unnötigen Krankenhauseinweisungen, Untersuchungen und Geburtseinleitungen. Du kannst also getrost **auf das Zählen der Kindsbewegungen verzichten** und dir stattdessen besser Ruhe und Entspannung gönnen.

Wenn du aber mit der Situation unsicher bist, kannst du folgende sanften Aufweckversuche starten:

- **Sage** erst einmal deinem Baby, dass du es wecken möchtest und schiebe dann deinen Bauch von der einen Seite zur anderen und wieder zurück.
- Lege eine **Spieluhr auf deinen Bauch** oder begebe dich in die Nähe eines Lautsprechers mit deinem Bauch.
- Lass dir einen **schmatzenden Kuss** auf den nackten Bauch geben.

Wenn diese Methoden deinen kleinen Schatz nicht wach bekommen und deine Unruhe bleibt, kann mit dem Hören der Herztöne oder mit einer Ultraschalluntersuchung deine Sorge entkräftet werden. Da niemand so nah an deinem Baby ist wie du, bist du die Expertin, die entscheidet, wann weitere Untersuchungen sein müssen. Vertraue also deinem Bauchgefühl!

Endspurt – und wie liegt das Baby im Bauch?

Köpfchen unten (Schädellage)

Dein Baby hat in seinem Bauchleben alle Positionen ausprobiert, die in deiner wachsenden Gebärmutter angenehm für es waren. Nun wird der Platz deutlich enger und Purzelbäume sind nahezu nicht mehr möglich. Ungefähr um die 35. bis 36. Woche herum wird dein Baby tiefer in dein Becken geschoben, um für die Geburt eine Startposition zu finden. Du merkst vielleicht, dass sich die Bewegungen deines Babys danach anders anfühlen. Setze dich in diesen Wochen häufiger in eine Rittlings-auf-dem-Stuhl-Position. Wenn du noch ein Kissenpolster zwischen die Rückenlehne und deinen Bauch legst, wird das richtig gemütlich. Die allermeisten Babys (circa 96 Prozent) liegen mit dem Köpfchen nach unten im Becken (Schädellage), und ich als Hebamme bezeichne diese Position vor dem Gebärbeginn als optimal, wenn das Baby in Richtung deines Rückens schaut und seinen eigenen Rücken entweder nach links oder rechts gedreht hat. Zum Glück »wissen« das viele der Kleinen. In diesen Positionen ist das Köpfchen des Babys leicht gebeugt, sodass sein Kinn Richtung Brust geneigt ist und der kleinste Teil des Köpfchens damit zuerst im Becken in Richtung Gebärmutterhals geschoben wird. Wenn dein Baby sich als Schädellage in eine andere Startposition begeben hat, wird es auch zur Welt kommen – keine Sorge –, aber die Reise dauert dann oft ein wenig länger.

Du kannst deinem Baby (und dir) jetzt schon etwas helfen, um in diese optimale Position zu gelangen

- Egal ob stehend, sitzend oder liegend, versuche deinen **Bauchnabel geradeaus oder eher nach unten** auszurichten.

- Vermeide es, dich in sitzender Position zurückzulehnen, wie es in weichen Sofas und Sesseln zwangsläufig passiert. Und das besonders, wenn deine Knie dann höher als deine Hüften sind. Wenn du in einem Haushalt lebst (oder in einem zu Besuch bist), in dem es nur solche weichen Sitzgelegenheiten gibt, suche dir zwei möglichst feste Kissen und platziere eines hinter deinen Rücken und eines unter dir, damit deine Knie zumindest etwas niedriger als deine Hüfte sind.

- Als Yoga-Queen (ohne Beschwerden mit der Symphyse) ist das **aufrechte Sitzen auf einem Kissen** mit zusammengelegten Fußsohlen und abgelegten Knien eine gute Sitzhaltung.

- Auch ein **Gymnastikball** in der richtigen Größe aufgepumpt – du weißt ja: Knie niedriger als die Hüfte – ist prima. Das Ausbalancieren in sitzender Position trainiert sanft deine Bauchmuskulatur und hilft bei Rückenschmerzen. Falls du einen Büroarbeitsplatz vorm Computer hast, wäre das der perfekte Schreibtischstuhl.

- Lege die **Füße nicht hoch**. Das würde eine Position fördern, bei der der Rücken deines Babys sich gerne in Richtung deines Rückens dreht.

- Möglichst wenig bis **gar keine High-Heels** tragen. Du hast ja jetzt eine gute Begründung.

- **Auf dem Boden auf allen Vieren krabbeln** ist eine gute Methode, ein Babylein auch im letzten Monat der Schwangerschaft noch einmal dazu zu bewegen, seine Wirbelsäule (ist ja der schwerste Teil des Babys) in Richtung deines Bauches zu bewegen.

- **Überkreuzte Beine** in sitzender Position verringern den Platz im Becken und öffnen eher den Raum in den hinteren Rücken. Für ein optimales Positionieren des Babys ist natürlich Platz im Becken das Beste. Also ein Überkreuzen der Beine weglassen!
- **Brustschwimmen** oder Kraulen (mit Hängebauch ☺) ist ideal.
- Zum Autofahren lege ein **Keilkissen** unter den Po.

Popo unten (Beckenendlage)

Liegt dein Baby nicht mit dem Köpfchen, sondern mit seinem Popo oder den Füßen zuerst in deinem Becken, findet es offensichtlich eine Beckenendlage (auch Steißlage genannt) bequem. Das interessiert mich die meiste Zeit der Schwangerschaft recht wenig, da zum Beispiel in der 28. Woche noch jedes fünfte Baby so liegt. Zum errechneten Termin sind es dann aber nur noch zwischen drei und fünf Prozent. Wenn dein Baby diese Lage eingenommen hat, werden bei der Geburt zunächst Popo, Beine, Bauch und der Oberköper mit den Armen geboren. Das dicke Ende, der Kopf, schlüpft dann als Letztes aus dir heraus. Dieser so vorgesehene Geburtsweg wird mit größerer Aufmerksamkeit beobachtet, weil, nachdem der Bauch geboren ist, die Nabelschnur (und damit die Sauerstoffzufuhr) zusammengedrückt wird und deshalb bis zur Geburt des Köpfchens nicht mehr so viel Zeit vergehen darf.

Ich habe in meinem Berufsleben recht viele vaginale Geburten aus Beckenendlagen begleitet, und alle professionellen Begleiterinnen haben Spezialgriffe gelernt, um die Geburt des Köpfchens zu erleichtern. Sehr viele Geburtsmedizinerinnen raten aber bei einem Baby in Beckenendlage, besonders wenn es dein erstes Kind ist, generell zur Kaiserschnittgeburt. Die Pro-Kaiserschnitt-Haltung hängt zum großen Teil mit der Erfahrung oder eben mit der fehlenden Erfahrung der Ärztinnen bei der Unterstützung einer Beckenendlagen-Geburt zusammen. Diese Betreuungskunst ist in sehr vielen Kliniken durch die in der Regel praktizierten Kaiserschnitte leider teilweise verloren gegangen.

Wenn du also in der 33. Woche hörst, dass dein Baby mit dem Popo unten liegt, kannst du probieren, es mit einigen Tricks zu einem Purzelbaum zu bewegen. Es gibt zwar keine Studienergebnisse, die eindeutig nachweisen, dass eine der Techniken besonderen Erfolg nach sich zieht, aber jede der von mir betreuten Mütter schwor im Nachhinein auf eine davon.

Tricks und Techniken, die eine Wendung des Babys bewirken können

- **Knie-Ellbogen-Lage:** Gehe dazu in den Vierfüßlerstand, entweder auf einer Matte am Boden oder auf deinem Sofa oder Bett. Lege deine Unterarme nach vorn gerichtet gerade auf dem Boden ab. Strecke deinen Po nach oben und lasse den gut mit Kissen unterpolsterten Bauch nach unten hängen. Alternativ kannst du auch deine Unterschenkel weiter auseinanderstellen und dich mit einem Kissen unterm Po zwischen deine Unterschenkel setzen und deinen Oberkörper nach vorn bequem ablegen. Auch dafür wirst du einige Kissen brauchen. Und auch hier wieder: Hüftknochen über den Knien – für die supergedehnten Yoga-Queens! Übe täglich zwei Mal für 15 Minuten diese Position. Vielleicht hilft es auch, mit deinem Baby dabei zu reden und ihm deine Wünsche mitzuteilen.

- **Visualisieren:** Setze dich täglich für zehn Minuten möglichst mit leerem Magen an einen ruhigen Platz. Wenn du eine für dich angenehme Position gefunden hast, konzentriere dich mit geschlossenen Augen und langsamen Atemzügen darauf, dass sich dein Bauch entspannt und ganz weich anfühlt.

Gebe mit jedem Ausatmen deine Spannung ab. Wenn sich dein Bauch weich anfühlt, stelle dir vor, wie sich dein Baby über einen Purzelbaum vorwärts oder rückwärts darin dreht. Stelle dir dieses Bild eine Weile intensiv vor, atme noch einmal tief in den Bauch hinein, löse dich von diesem Bild und öffne deine Augen.

- **Akupunktur und Moxibustion:** Zur Drehung aus einer Beckenendlage in eine Schädellage und in die Geburtsvorbereitung bedient man sich mittlerweile gern der Erkenntnisse aus der Traditionellen Chinesischen Medizin. Das am häufigsten eingesetzte Mittel, um eine spontane Wendung herbeizuführen, ist die Moxibustion. Bei dieser Methode wird mithilfe einer glimmenden Beifuß-Zigarre ein Punkt an den Außenseiten der kleinen Zehen stimuliert. Die Behandlung erfolgt in der 34. bis 36. Schwangerschaftswoche in vier, im zweitägigen Abstand aufeinanderfolgenden Sitzungen. Du kannst während der Behandlung oft schon vermehrte Kindsbewegungen wahrnehmen, die bis zu 24 Stunden anhalten können.
Speziell ausgebildete Hebammen/Ärztinnen können diese Wendungsunterstützung auch mithilfe der Akupunktur anbieten.

- **Äußere Wendung:** Will sich dein Baby aber partout nicht in die Schädellage drehen, wirst du mit deiner Ärztin oder Hebamme besprechen, welche Optionen in deiner Umgebung bestehen, um zu einer für dich richtigen Entscheidung zu gelangen. Eine Option wäre es, dein Baby von außen über eine äußere Wendung in eine Schädellage zu drehen. Dies wird bei einer gesund verlaufenden Schwangerschaft zwischen der 36. und 38. Woche durchgeführt. Allerdings nur dann, wenn eine realistische Aussicht auf Erfolg besteht. Einige Babys können sich eben einfach nicht drehen, weil

Vaginale Geburt bei Beckenendlage

Wenn du dein Baby mit einer vaginalen Beckenendlagen-Geburt zur Welt bringen möchtest, erkundige dich bei deiner Hebamme oder Ärztin nach Geburtskliniken, in denen die Begleitung solcher Geburten zum Alltag gehört. Bei zweiten oder weiteren Babys wirst du mit diesem Wunsch in vielen Kliniken Gehör finden. Allerdings dort immer vorausgesetzt, dass du schon einmal ein Baby vaginal geboren hast. Aber auch bei einem ersten Baby brauchst du dir keine Sorgen machen. Bevor es losgeht, wirst du genau untersucht, um die Chancen für die vaginale Geburt auszuloten. Untersucht und besprochen wird, ob …

- dein Baby nicht überdurchschnittlich schwer ist und sein Köpfchen im Vergleich zu deinem Becken nicht zu groß ist.
- dein Baby in der Gebärmutter nicht unterversorgt war.
- der Bauchumfang deines Babys nicht viel geringer ist als der seines Kopfes.
- du dir eine vaginale Geburt deines Babys aus einer Beckenendlage zutraust.
- eine günstige Ausgangslage besteht. Optimal wäre eine reine Steißlage, bei der die Beine nach oben ausgestreckt sind oder die vollständige Steiß-Fußlage mit angehockten Beinchen.

Bei einer Beckenendlagen-Geburt wird zur eurer Sicherheit auch immer ein komplettes OP-Team zur Verfügung stehen, damit dein Baby aus einer kritischen Lage befreit werden könnte. Es existieren jedoch auch seltene Ausnahmefälle, wie zum Beispiel eine vor dem Muttermund liegende Plazenta, in denen ein Baby in Beckenendlage tatsächlich nicht normal zur Welt kommen kann. Dann wird es halt eine Kaiserschnittgeburt (siehe dazu das Kapitel »Vaginale Geburt oder Kaiserschnitt?«).

zum Beispiel die Gebärmutter eine besondere Form hat, die Plazenta ungünstig liegt oder die Nabelschnur zu kurz ist. Die äußere Wendung wird immer nur in einer Klinik stattfinden, damit beim Auftauchen von Problemen dort rasch dem Baby geholfen werden kann. Je nach Studienergebnis ist die Hälfte bis zwei Drittel der Versuche erfolgreich. Ich kenne aber auch Babys, die sich nicht drehen lassen wollten und auch einige, die sich nach einer erfolgreichen Wendung wieder in eine Beckenendlage zurückgedreht haben. Nun, sie haben halt ihren eigenen Kopf!

Querlage

Gehört dein Baby zu den 0,3 bis 0,6 Prozent die am Ende der Schwangerschaft quer im Becken liegen, ist eine vaginale Geburt nicht möglich. Bei einem ersten Baby wird immer ein Kaiserschnitt empfohlen. Wenn du aber schon ein oder mehrere Babys vaginal geboren hast, kann bei Beginn der Geburtswehen noch versucht werden, das Baby mithilfe einer äußeren Wendung in eine Längslage zu drehen. Vielleicht klappt das ja, wenn du deinem Baby noch gut zuredest.

Muss ich mich für die Geburt rasieren?

Unserer Berufsgruppe ist es vollkommen schnuppe, ob auf deinem Schamhügel, deinen Schamlippen oder wo auch immer noch Haare vor sich hinwachsen. Falls es aber zu deinem Bild der perfekten Vorbereitung auf die Geburt gehört, ist das Enthaaren natürlich vollkommen in Ordnung. Einige Frauen schwören, dass sie sich trotz Babybauch die ganze Schwangerschaft hindurch den Intimbereich rasiert haben – in der Badewanne stehend, mit Spiegel und Rasierer ausgerüstet, damit auch alle Härchen erreicht werden. Medizinisch spricht nichts dagegen, während der Schwangerschaft auch die anderen Haarentfernungsmethoden wie Waxing, Sugaring und Epilation durchführen zu lassen. Aber die Schmerzempfindlichkeit kann während der Schwangerschaft erhöht sein, weil der Grunddruck auf die Nervenenden im Schambereich durch die stärkere Durchblutung der Haut und den schwereren Bauch zunimmt. Außerdem kann es im Wochenbett zu Haarwurzelentzündungen und starkem Jucken im ehemals rasierten Bereich kommen. Du kannst es also auch sein lassen. Alle deine Begleiterinnen, egal ob Hebammen, Ärztinnen, Partnerinnen oder dein Partner sind bei der Geburt auf das Baby fokussiert und nicht auf deinen Haarwuchs zwischen den Beinen!

Wie möchte ich unser Baby ernähren?

Es ist in der Schwangerschaft nie zu früh darüber nachzudenken, wie du dein Baby ernähren möchtest. Und so stellst du dir vielleicht nicht nur die Frage, wie lange du stillen möchtest – vier Monate, sechs Monate, ein Jahr oder länger –, sondern auch, ob du überhaupt stillen möchtest. Diese Entscheidung ist eine sehr persönliche und hängt oft auch von deinen Lebensumständen ab. Es braucht einfach ein wenig Zeit, sich in der neuen Elternrolle wohlzufühlen. Was für viele Mütter und ihre Babys funktioniert, muss noch lange nicht für dich das Richtige sein. Und weißt du was? Das ist vollkommen in Ordnung so!

So ist es gut, einige Fakten zu kennen und dann, wenn dein Baby geboren ist, eine für dich richtige Entscheidung zu treffen.

Fürs Stillen sprechen folgende Fakten

- Muttermilch ist immer verfügbar, in der richtigen Temperatur, frisch und zudem noch kostenlos.
- Muttermilch ist für dein Baby leicht zu verdauen.
- Muttermilch enthält alle Nährstoffe in der richtigen Zusammensetzung für dein Baby.
- Muttermilch enthält die von dir gebildeten Antikörper und andere schützende Faktoren, die dein Baby vor Infektionen bewahren oder bei der Auseinandersetzung mit Krankheiten helfen können. Bei gestillten Babys treten viele Krankheiten wie Magen-Darm- und Atemwegserkrankungen, Mittelohrentzündungen, Autoimmunerkrankungen und Diabetes Typ 1 & 2, aber auch Risiken wie Fettleibigkeit oder der plötzliche Kindstod deutlich seltener auf.
- Du wirst es leichter haben, wieder auf dein Ursprungsgewicht von vor der Schwangerschaft zu kommen.
- Im Vergleich zu den Babys, die mit künstlicher Nahrung ernährt werden, treten weniger Magenbeschwerden, Durchfälle und Verstopfungen auf.
- Du selbst hast eine geringere Wahrscheinlichkeit an Brust- und Eierstockkrebs, Herzerkrankungen und Fettleibigkeit zu erkranken.

Positive Stillvorbereitung

Die Größe deiner Brust ist abhängig von der Menge an Fettgewebe und sie hat keinerlei Einfluss auf die Fähigkeit zum Stillen. Für das Stillen ist allein das in jeder Brust gleichermaßen vorhandene Drüsengewebe von Bedeutung. Während der Schwangerschaft reift dieses Drüsengewebe, Milchbläschen und Milchgänge wachsen. Das Drüsengewebe kannst du dir wie einen Busch mit 15 bis 20 Ästen vorstellen, wobei die Wurzel die Brustwarze ist. An diesen Ästen, den Milchgängen, sitzen Zweige, die Drüsenlappen mit ihren Stielen, den Drüsenläppchen und ihren Früchten, den Milchbläschen. Kurz vor der Brustwarze verbreitern sich die Milchgänge dann zu Vorratsreservoirs, den Milchseen.

Dein Körper hat jetzt schon Milch für dein Baby produziert und wartet darauf loszulegen. Manchmal kannst du in den letzten Wochen der Schwangerschaft entdecken, dass schon die ersten Tropfen der Muttermilch austreten. Du brauchst deine Brüste und Brustwarzen nicht auf ihre eigentliche Aufgabe vorzubereiten. Alles funktioniert von selbst!

Für eine glückliche Stillzeit ist es wichtig, sich Zeit zu nehmen, richtige Anlegetechniken und geeignete Stillpositionen auszuprobieren und zu lernen. Auch wenn der Anfang manchmal etwas schwierig oder schmerzhaft sein kann, vertraue darauf, dass du und dein Baby schon den richtigen Weg zueinander finden werdet. Rede über alle Fragen mit deiner Hebamme oder einer Stillberaterin. Hab keine Angst, wenn es in den ersten sechs bis acht Wochen etwas holprig verläuft. Das Stillen ist – auch wenn kleine Anfangsschwierigkeiten manchmal überwunden werden müssen – eine sehr schöne Erfahrung, die eine einmalige Bindung zu deinem Baby schafft.

Wenn du über die Ernährung deines Babys nachdenkst, wird

eine Flut von »Hilfsmitteln«, von deren Existenz du noch nie gehört hattest, vor dir auftauchen. Lass dich nicht verunsichern! Zum Stillen deines Babys braucht es nur euch zwei und ein gutes Unterstützungssystem drumherum. Falls deine Brüste in der Anfangszeit etwas »lecken«, können zwei Still-BHs und atmungsaktive Stilleinlagen helfen. Einige Frauen finden spezielle Stillkissen angenehm, andere wieder sind mit den vorhandenen Kissen oder auch ohne Stützvorrichtungen glücklich. Bevor du weitere Dinge anschaffst, warte erst einmal ab, wie die ersten Wochen ohne weiteres Zubehör verlaufen.

Theresa, 29 Jahre, und Sascha

Neun Wochen kämpfte ich mit mir und meinem Babyhungermonster, der mit seinem Gewicht von 4310 Gramm bei der Geburt pausenlos auf Brust gepolt war. Er schrie, ich heulte, hatte 10 Tuben Lanolin bei meinen wunden Brustwarzen verbraucht, 6 Stunden Stillberatung zusätzlich zur Hebammenbetreuung genossen, 3x die Woche Stillcafés besucht, im Netz Stillvideos zum korrekten Anlegen bei wunden Brustwarzen geschaut und – dann die erste Flasche mit abgepumpter Muttermilch zugefüttert. Sascha bekam für zwei Wochen ein bis zwei davon am Tag und danach waren die Brustwarzen heil, die Milch lief in Strömen und ich kann nur sagen: Glückliche Mama, glückliches Baby!

Und wie geht das mit der Flasche?

Wenn du schon weißt, dass du nicht stillen wirst oder dich in der Anfangszeit mit deinem Baby dagegen entscheidest, ist es wichtig, dass alle Menschen in deiner Umgebung dich dabei unterstützen. Denke immer daran, dass du eine genauso gute Mutter bist wie alle stillenden Mütter! Der Bindungsaufbau

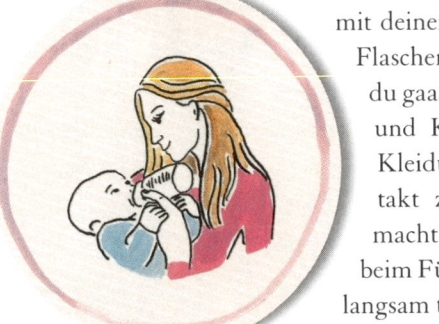

mit deinem Baby klappt auch bei Flaschenfütterung prima, wenn du gaaaanz viel Körperkontakt und Kuscheln zulässt. Trage Kleidung, die den Hautkontakt zwischen euch möglich macht, halte den Blickkontakt beim Füttern und lass dein Baby langsam trinken.

Ebenso wichtig ist, dass du dich gut informierst, wie diese Form der Babyernährung funktioniert. Bei der Auswahl der künstlichen Milchnahrung solltest du darauf achten, dass sie der Muttermilch so ähnlich wie möglich ist. Das ist der Fall bei einer industriell gefertigten Fertigmilch. Pre-Nahrung kannst du deinem Baby im ganzen ersten Lebensjahr geben und wie Muttermilch nach Bedarf füttern. Das heißt, dass, wenn dein Baby den Sauger loslässt, sein Köpfchen wegdreht oder einschläft, für dich klar sein muss, dass es satt ist. Und das auch, wenn noch etwas im Fläschchen ist!

Falls du schon ein Kind oder einen Partner hast, das/der an einer allergischen Erkrankung leidet, wird von Ärzten empfohlen, bei nicht oder nicht ausschließlich gestillten Babys eine sogenannte HA-Nahrung in den ersten vier Lebensmonaten zu füttern. HA steht dabei für hypoallergen (»hypo« heißt unterhalb des Normalen). Alle Hygieneempfehlungen, geschätzte Trinkmengen passend zum Babyalter und Gewicht stehen auf der Packung der künstlichen Milchnahrung.

Was sind nur Vorzeichen, was wirkliche Startsignale für die Geburt?

»Kann mein Baby einfach aus mir herausfallen?« Diese Sorge – oder vielleicht sogar diesen heimlichen Wunsch – haben viele Frauen. So höre ich die Frage, ob es sein könnte, dass es nicht zu spüren sei, wenn die Geburtswehen wirklich losgehen, recht häufig. Nun, bei 5998 von den über 6000 Frauen, die ich bei einer Geburt begleitet habe, war das nicht der Fall! Die restlichen zwei Geburten waren keine ersten Babys, sondern zweite bis neunte Babys dieser Mütter, die beide bei ihren ersten Kindern mehrstündige Geburten erlebt hatten.

Um dein Baby zu gebären, das du viele Wochen wohlbehütet in dir hast wachsen lassen, brauchen dein Körper, deine Seele und auch dein Baby ihre Zeit. Glaube mir, dass »je schneller, desto besser« in diesem Zusammenhang überhaupt nicht stimmt. Jede Geburt hat ein eigenes Tempo – und das ist auch gut so!

Wirklich **sichere Anzeichen für eine baldige Geburt** gibt es nur, wenn die **Fruchtblase platzt**, deine **Wehen regelmäßig immer stärker** werden oder du eine **hellrote, regelstarke Blutung** hast, die ein Zeichen für das Öffnen deines Muttermundes sein könnte (Genaueres dazu findest du im Kapitel »So könnte es losgehen …« später im Buch).

Es gibt aber einige **Vorzeichen**, die dir zeigen können, wie sich dein Körper ganz von allein wunderbar auf das große Ereignis vorbereitet. Aber warte nur nicht in Habachtstellung auf eines der Zeichen! Einige Babys begeben sich auch ohne jegliche Vorwarnung auf den Weg.

Als ersten Hinweis wirst du vielleicht eine **veränderte Bauchform** entdecken, weil das Baby sich mit seinem vorangehenden

Körperteil tiefer in dein kleines Becken gesenkt hat. Das kann drei bis fünf Wochen vor dem Geburtsbeginn auftreten. Dann können vermehrt Schlaf- und Appetitlosigkeit auftreten und eine extreme Unlust, weiter brüten zu sollen. Auch deutlich **mehr spürbare Vorwehen** können wahrnehmbar sein. Falls es dir so ergehen sollte, verwöhne dich mit einem warmen Bad, lasse dich massieren oder nutze deine Vorwehen, um angenehme Atemunterstützung für dich zu üben. Falls zu den stärkeren Vorwehen zusätzlich ein **Abgang des Schleimpfropfens** auftritt, werden die Zeichen schon etwas deutlicher. Der Schleimpfropf besteht aus weißlich-gelblichem dicken Schleim, der als Schutz vor Infektionen den inneren Muttermund abdichtet. Er löst sich beim Weicherwerden des Gebärmutterhalses und ist oft mit etwas Blut vermischt im Slip zu finden. Diese sogenannte **Zeichnungsblutung** kann aber auch gerne sieben Tage vor dem eigentlichen großen Ereignis auftreten. Also: Gemach, gemach!

Was tun, wenn es länger auf sich warten lässt?

Nun ist wahrscheinlich auch bei dir der Zeitpunkt erreicht, an dem du nicht mehr von allen Familienmitgliedern, jeder Freundin und an jeder Supermarktkasse gefragt werden möchtest: »Wann ist es denn so weit?« Tja, wenn du das nur wüsstest. Das hast du nun davon, dass du den errechneten Geburtstermin in der Welt verbreitet hast … ☺.

Circa vier Prozent aller Babys finden den errechneten Termin akzeptabel. Die meisten anderen kommen **irgendwann zwischen der 38. und 42. Woche.** Also setze dich nicht unter irgendeinen Druck, höre auf in Foren und Blogs alles Mögliche (und Unmögliche) über Geburten zu lesen und ruhe dich viel aus. Dein Baby liegt nicht mit einem Terminplaner im Bauch, und du kannst absolut sicher sein, dass du es bald wirklich an dich drücken wirst, es riechen, anschauen und bekuscheln kannst. Probiere alle Entspannungs- und Visualisierungsübungen aus diesem Buch aus, lese alle angefangenen Romane zu Ende und mache dir einen **Plan für die nächsten zehn Tage** auf dem steht: EINFACH MAL NICHTS TUN!

Wenn du zu den Frauen gehörst, die keine Ruhe finden können und meinen Vorschlag total suboptimal finden, probiere **die nächstbeste Variante für die Warterei** aus: Koche dir deine Lieblingsgerichte in doppelter Menge und friere die Hälfte für die Wochenbettzeit ein. Verabrede dich zum Mittagessen mit deinen Arbeitskolleginnen und genieße es, dich nicht um stressige Abgabetermine für deine Arbeit und Zoff unter Kolleginnen und Kollegen kümmern zu müssen. Treffe die sympathischsten Frauen aus dem Geburtsvorbereitungskurs und besorgt euch Tickets für die tollste Kunstausstellung, den großartigsten Film im Kino oder ein Konzert, das man unbedingt gehört haben sollte. Das wird in den nächsten Monaten nicht mehr so leicht klappen, weil Babys das erst einmal nicht so klasse finden. Und wenn danach noch immer keine Ruhe in dir ist, gehe viel spazieren – am besten mit der Möglichkeit des weiten Blicks in den Himmel oder zum Horizont. Das tut den Augen und hoffentlich auch deiner Stimmung gut.

Bei mir ging es übrigens zwölf Tage nach dem errechneten Termin los, als ich schon sicher war, dass mein Baby sich im Bauch »zurückbildet« Alle zwei Tage Besuche bei meiner Ärztin oder in der Klinik hatten mich ein wenig mürbe gemacht und ich war glücklich, als es endlich mit einem Blasensprung los ging.

Top-Tipps zur Beschäftigung beim Warten auf's Baby!

Wenn dich das Warten aufs Baby an den Rand der Verzweiflung bringt, hier eine Liste sinnvoller Ablenkungsmanöver.

- **Besprich deine Ansage für die Mailbox neu.** Tenor kann sein: Ich verspreche, mich auf jeden Fall bei euch zu melden, sobald mein Baby zahnt oder ihr mir ein Essen vorbeibringen dürft. Ihr könnt gerne auf die Mailbox sprechen; ich melde mich in den nächsten Wochen dann bei euch.
- **Schau deine Kinderfotos an** und überlege, ob du irgendetwas über deine eigene Geburt weißt. Beim Nachfragen in meinen Geburtsvorbereitungskursen hatten nur circa zehn Prozent der Teilnehmerinnen und Teilnehmer ihre eigene Geburtsgeschichte gekannt. Siehst du, das Ganze wird völlig überbewertet!
- **Laufe alle Treppen seitlich hoch und runter.** Auch das ist eine wertvolle Hilfe für die beste aller Startpositionen bei der Geburt und hält dich gut fit.
- **Putze den Küchenboden auf allen Vieren.** Du ärgerst dich dann in naher Zukunft im Wochenbett nicht über die Dreckecken, und noch viel wichtiger: Dein Baby findet so prima in die optimale Startposition.
- Wenn du nicht zu müde bist, **treffe deine Freunde zum Spazierengehen.** Natürlich nur diejenigen, die dich nicht so sehr mit Fragen nerven. Und natürlich noch weniger mit stressenden Erlebnisberichten über »schwierige Geburten«, suboptimale Hebammenbegleitungen und andere Dinge, die nichts mit deinem Leben zu tun haben! Das lenkt dich von der Warterei ab, ermutigt dein Baby tiefer ins kleine Becken

zu rutschen und manchmal löst das Gehen die Ausschüttung von Oxytocin aus.

- **Lege dich jeden Nachmittag eine Weile hin.** Für Körper und Seele ist es großartig, ausgeruht in die Gebärarbeit zu starten. Es fällt dir so leichter ruhig zu bleiben und dich auf das wirklich Wichtige – dein Baby in wenigen Tagen in deinen Armen – zu fokussieren.

- Hast du die **Babyschale schon ins Auto platziert?** Das musst du natürlich nur dann machen, wenn du keine Hausgeburt planst und ein Auto besitzt. Wenn du vom Geburtshaus oder der Klinik im Taxi in euer Heim fährst, erkundige dich vorher bei den Unternehmen, ob sie Babyschalen für den Transport anbieten.

- **Bereite den Babyschlafplatz vor.** Egal ob Babybalkon, Wiege, Stubenwagen oder Kinderbett – das wird ein sehr emotionaler Moment, weil nichts noch deutlicher sagen kann: Ich mache Platz für dich direkt neben mir. Ich bin fertig für dich und du bist mehr als willkommen.

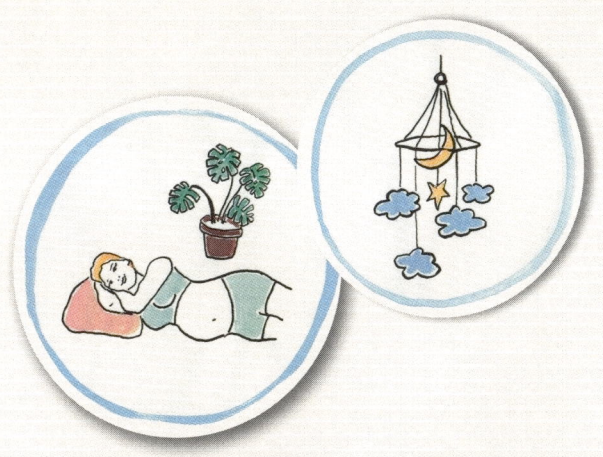

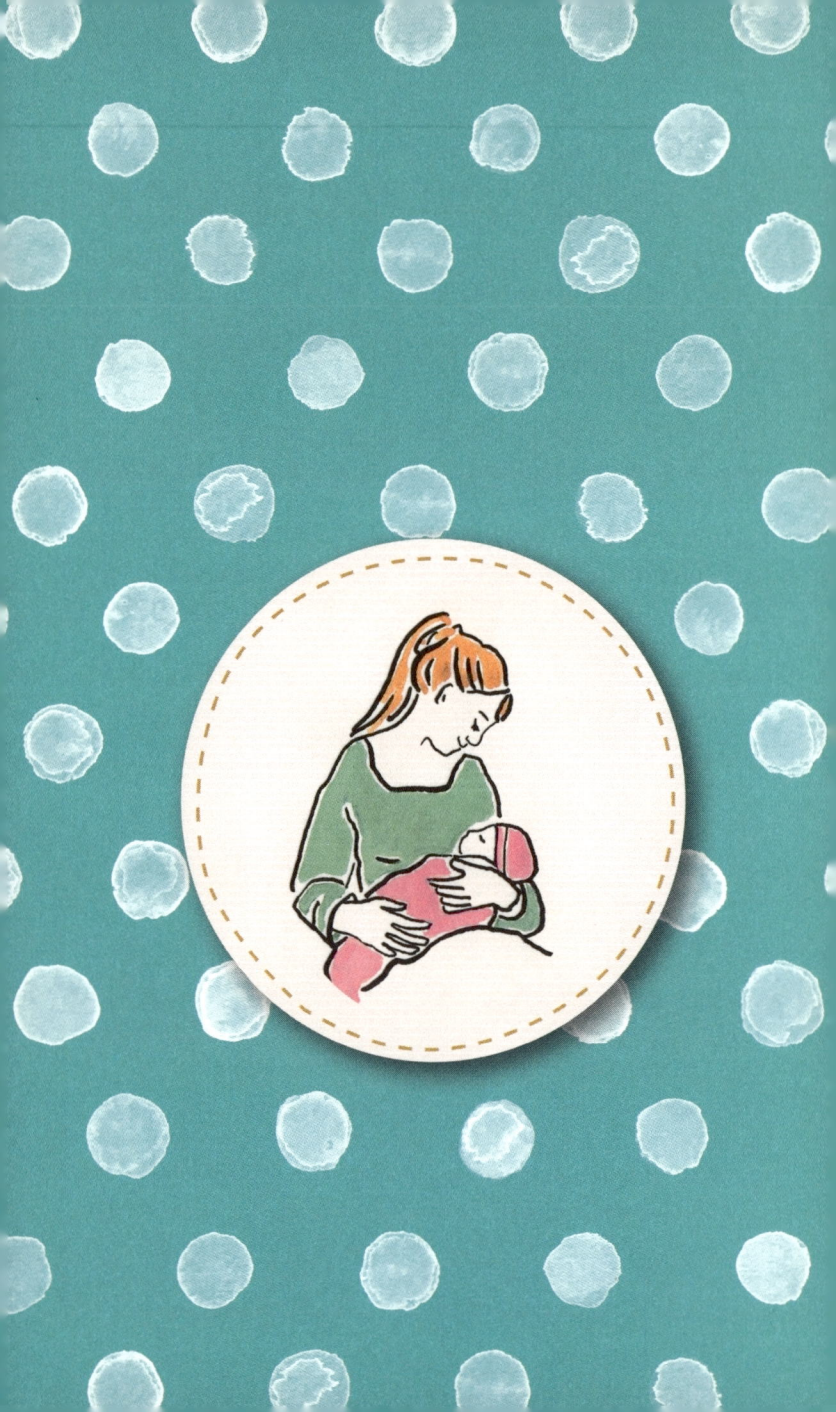

Nein, keine 10 Wochen mehr!

So könnte es losgehen 150 •
Tipps, damit es losgeht 152 •
Übertragung 154

So könnte es losgehen ...

Wie du nun schon oft von deiner Buchhebamme gelesen hast, erlebt jede Frau alles um Schwangerschaft und Geburt herum anders als die beste Freundin, Schwester oder Mutter. Und so ist es auch natürlich mit dem Start in dein Abenteuer Geburt. Eine Freundin beschrieb mir den Beginn mit heftigem Ziehen in der Leistengegend und einem Druck tief im Becken. Sie hatte solche Spannungen schon immer zu Beginn ihrer Menstruation erlebt, und so rollte sie sich mit ihrer Wärmflasche erst einmal auf dem Sofa ein und wartete ab. Nach drei Stunden regelmäßigem Ziehen rief sie mich dann doch einmal an, um sich zu vergewissern. Elf Stunden später konnten wir Elias begrüßen.

Rebecca, 39 Jahre, und Marie

Meine beste Freundin (auch Hebamme) weigerte sich lange, das regelmäßige Ziehen im Rücken und ihren steinharten Bauch zu registrieren, geschweige denn als Geburtsbeginn einzuschätzen. Ihr Mann war zu dem Zeitpunkt auf einer Dienstreise in den USA und sollte erst vier Tage später wieder in Deutschland landen. Und überhaupt, was sollte das, 15 Tage vor dem errechneten Termin?! Ihre Tochter Marie ließ sich dann auch brav ein wenig Zeit und kam 18 Stunden nachdem ich leicht geschockt in ihre Wohnung brauste, weil sie bei einem Telefonat mit mir – es ging dabei um die Planung eines gemeinsamen Abendessens –, alle zwei bis drei Minuten heftig atmen musste und immer noch meinte, dass das ja wohl »nichts Ernstes« sei. Der Papa von Marie konnte seine Kleine dann per Skype anhimmeln.

Folgende Zeichen kannst du als sicheren Start ansehen

- **Wehen**, die alle drei bis vier Minuten regelmäßig wiederkommen und eine Dauer von mindestens 50 Sekunden haben. Das gilt für erste Babys. Wenn du dein zweites oder weiteres Baby bekommst, mach dich schon bei Abständen von fünf bis sieben Minuten auf den Weg oder bitte deine Hebamme zu dir.

- Einen **Blasensprung**, der mit einem Fruchtwasserschwall recht eindeutig ist. Manchmal kann die Fruchtblase aber auch weiter oben und nicht vor dem vorangehenden Teil im Becken einreißen und dann tröpfelt es nur. Im Zweifelsfall kontaktiere deine Hebamme oder Klinik. Und bitte Beeilung bei grün oder bräunlich verfärbtem Fruchtwasser!

- Eine **frische, hellrote mehr als regelstarke Blutung**. Diese lass bitte immer sehr rasch abklären.

Martha, 33 Jahre, und Josefine

Die Wehen fingen drei Tage vor dem errechneten Termin an, als ich gerade meinen Sohn Lukas von der Kita abholte. In der Klinik erkannte ich nach einem Spaziergang und einigem Treppensteigen die Gebärwehen allzu gut wieder. Da ich bei Lukas keine PDA hatte, war diese Erfahrung nun neu. Aber der Doc beim Aufnahmegespräch hatte uns erklärt, dass sie das bei Beckenendlagengeburten sinnvoll finden. Nun gut, für uns alle verliefen die nächsten Stunden deutlich entspannter als ich es vom letzten Mal kannte. Um 3 Uhr morgens merkte ich, dass sich etwas veränderte und bald danach kamen die ersten Presswehen. Ich musste regelrecht ermahnt werden, nicht ständig zu pressen. Und schon nach vier oder fünf Presswehen war es geschafft. Unser kleines Mädchen kam mitsamt ihrer intakten Fruchtblase zur Welt. Ein Bein angewinkelt, eines gestreckt kam sie heraus und erst dann platzte die Fruchtblase und unsere Josefine war da! 3420 Gramm schwer und 51 cm groß mit der glücklichsten Mama der Welt!

Kann ich selber etwas tun, damit es losgeht?

Falls du vollkommen vom Warten genervt bist oder an deinem Gebärort die gelbe Flagge mit dem Wort »Geburtseinleitung« geschwenkt wird, kannst du folgende Tipps beherzigen. Die meisten sind nicht in ihrer Wirksamkeit durch wissenschaftliche Studien belegt, aber viele meiner Kolleginnen schwören darauf und noch mehr glückliche Mütter erzählten mir, dass Methode xy geholfen habe, das Baby rauszulocken. Wenn du meine Meinung wissen möchtest: Falls du mit allen Tipps durch bist, ist dein Baby wahrscheinlich geschlüpft. Die Kleinen haben halt ihre eigenen Vorstellungen vom perfekten Geburtstag.

- Lange war der erste Tipp: **Sex**. Neuere Studien zeigten dann, dass das in den Spermien vorhandene Prostaglandin deinen Gebärmutterhals nicht weicher und gebärbereiter macht. Aber vielleicht ist es die Entspannung beim Liebesspiel, gepaart mit dem Stimulieren der Brustwarzen (schüttet Oxytocin – Wehenhormone – aus) und die Kontraktionen beim Orgasmus, die als Cocktail zum Erfolg führen. Wahrscheinlich nicht die unangenehmste Methode der Einleitung …

- **Currys** sind in vielen Ländern der Welt <u>der</u> Tipp, um »etwas in die Gänge zu bringen«. So richtig scharf gewürzt führen Currys zur heftigen Anregung deines Darms, zumindest wenn du so etwas nicht täglich isst. Dieser Aufruhr im Darm bewirkt an deiner nahe gelegenen Gebärmutter die Förderung von Kontraktionen.

- **Ananas** soll einen Wehen auslösenden Effekt haben. Zumindest, wenn du sieben davon auf einmal isst ☺. In Nordafrika wird für die letzten vier Wochen der Schwangerschaft der Genuss von **sechs Datteln täglich** empfohlen, um nicht über den errechneten Termin zu gehen.

- **Ich rate dringend von der »Rizinusöl-Orangensaft-Alkohol-Variante« ab.** Erstens, weil Alkohol gar nicht geht! Und zweitens kann dieser Cocktail ganz leicht zu starkem Durchfall mit Übergeben und Kreislaufproblemen führen. Und das brauchst du ja wohl echt nicht zusätzlich, wenn die Wehen beginnen.

Und nun zu den etwas genauer überprüften Verfahren

- **Brustwarzenstimulation:** Bei einem reifen Gebärmutterhals leitet sie die Geburt besser ein als nur Abwarten, und führt gleichzeitig nicht zu einer Überstimulation deiner Gebärmutter. Du selbst oder dein Liebster/deine Liebste stimuliert die Brustwarzen über einen Zeitraum von circa zehn Minuten. Die Wissenschaft meint dazu: Im Vergleich zu einer Einleitung mit Oxytozin, dem Wehenhormon, werden nach Bruststimulationen ähnliche Raten zu einem Wehenbeginn nach 72 Stunden festgestellt. Und der Vorteil ist, dass du dabei auch keinen Tropf in deiner Armvene hast.
- Auch die **Eipollösung** hat einleitende Effekte. Dabei wird bei einer vaginalen Untersuchung der Eipol vom Muttermundrand gelöst. Dies soll eine Prostaglandin-Ausschüttung auslösen und somit Wehen anregen. Das Lösen des Eipols ist ein wenig schmerzhaft und es können leichte Blutungen danach auftreten. Die Geburt setzt bei schwangeren Frauen mit Eipollösung im Vergleich zu den Frauen mit medikamentösen Einleitungen (wie dem Oxytocin-Tropf oder dem Prostaglandin-Gel) in vergleichbaren Zeitabständen ein.
- Eine weitere Methode für einen baldigen Wehenbeginn ist die Anwendung von **Nelkenöltampons**. Sie sollen den Mut-

termund weich machen und Wehen auslösen. Dazu kannst du ein Tampon mit verdünntem Nelkenöl (natürlich nicht das Zeug für die Duftlampen!) beträufeln und für eine Stunde in deine Vagina einführen. Die genaue Mischung ist: 50 Tropfen Nelkenblätteröl (Syzgium aromaticum) gemischt mit 30 ml Sonnenblumenöl oder Mandelöl. Von der Mischung 5 Tropfen auf einen normalen Tampon geben. Teste aber auf jeden Fall diese Mischung aufgrund möglicher allergischer Reaktionen vor dem Einführen in deine Vagina auf deiner Haut, zum Beispiel auf deinem Unterarm. Nach einer Stunde entfernst du den Tampon wieder. Nach sechs Stunden kannst du erneut ein Nelkenöltampon einführen. Insgesamt kannst du diese Behandlung maximal drei Mal in 24 Stunden durchführen und am nächsten Tag nach dem gleichen Muster wiederholen. Wenn das bis dahin nichts bewirkt hat, helfen Abwarten, alle Methoden noch mal von vorne durchführen oder die dafür vorgesehenen Medikamente in der Klinik ihre Wirkung tun lassen.

Was bedeutet »Übertragung«?

In der 41. Woche wirst du dich vielleicht fragen: »Bleibe ich nun für immer schwanger?« Nein, das wirst du nicht. Das steht schon einmal sicher fest! Eine wirkliche Übertragung der Schwangerschaft beginnt nach der Definition der Weltgesundheitsorganisation (WHO) erst nach der 42. Woche. Über eine medizinische Geburtseinleitung wird mit dir (in Deutschland) nach der 41. Woche gesprochen, mit einem möglichen anschließenden abwartenden Begleiten bis zum Ende der 42. Woche, wenn bei dir und deinem Baby alles in Ordnung ist. Und wenn du und dein Baby ein wenig medizinische Unterstützung zum Start brauchen solltet, sei dir gewiss, dass dies alles nach gut untersuchtem Management stattfinden wird.

Aber ich weiß auch sehr wohl aus eigener Erfahrung, wie es sich anfühlt, bei einer geplanten Hausgeburt allzu oft das Wort »Einleitung« gehört zu haben. Du hast also deine Wohnung perfekt vorbereitet, der Babyschlafplatz schaut dich täglich erwartungsvoll an, du bist Kilometer auf deinem großen Ball gehopst, hast deine Brustwarzen mehr als zwei Mal täglich stimuliert, deinen Partner oder deine Partnerin zu Sex überredet, deine Ärztin oder Hebamme hat drei Mal am Eipol massiert, du hast viel Geld für Akupunktur ausgegeben und sogar in Richtung Hokuspokus geblinzelt … Und – nichts ist passiert.

So ist der Zeitpunkt gekommen, an dem du es nun allerspätestens mit Entspannung probieren darfst!! Du hast richtig gelesen. **Tue einfach gar nichts. Atme aus und warte.** Vertraue in die Fähigkeiten deines Körpers und in den Willen deines Babys auf diese Welt kommen zu wollen. Bleibe offen und zuversichtlich für alle Veränderungen,

die nun auf dich zukommen. Das sind die allerwichtigsten Voraussetzungen für das Gebären und auch für eure Zeit nach der Geburt.

Ich wünsche dir und deinem Baby von Herzen einen wunderschönen gemeinsamen Start!

Über die Autorin

Silvia Höfer ist Hebamme, Ehefrau und selbst auch Mutter und vierfache Großmutter.
Schon während ihrer Ausbildung wurde sie Gründungsmitglied des ersten deutschen Geburtshausvereins in Berlin-Charlottenburg.
Später arbeitete sie als Hebamme in Berlin, aber auch in Südindien und im Sudan. Sie war Mitbegründerin einer Kooperation zwischen Ärzten und Hebammen, die in einem Geburtshaus auf einem Berliner Klinikgelände Familien während Schwangerschaft, Geburt und Wochenbett begleiteten. Für den Deutschen Hebammenverband erstellte sie qualitätssichernde Empfehlungen für freiberufliche Hebammen.

Silvia Höfer hat viele medizinische Artikel verfasst, Vorträge gehalten und als Autorin zu Fach- und Lehrbüchern für Hebammen und Ärzte beigetragen. Als Expertin im Fernsehen war sie bei »Planet Wissen« zu sehen. Für den Gräfe und Unzer Verlag schrieb sie das Sachbuch »Hebammen-Gesundheitswissen«, den Ratgeber »Quickfinder Babys erstes Jahr«, der inzwischen in drei Sprachen übersetzt wurde und den Ratgeber »Quickfinder Schwangerschaft«. 2014 erschien das reich bebilderte Buch »Meine Schwangerschaft«. Im Herder Verlag erschien 2015 das Sachbuch »Don't worry, be happy. Gelassen Eltern werden – Gelassen Eltern sein« und im Kreuz Verlag das Büchlein »Ich freu mich sehr auf dich – 10 Tipps für eine sorglose Schwangerschaft«.

Seit über 40 Jahren arbeitet Silvia Höfer als freiberufliche Hebamme in der Schwangerenvorsorge, der Geburtshilfe und der Wochenbettbetreuung in Berlin.

www.silviahoefer.de

Internetadressen, die weiterhelfen

www.embryotox.de/wirkstoffe-auswahl.html

www.bzga.de/bot_Seite1077.html

www.frauenaerzte-im-netz.de

www.hebammenverband.de/familie/hebammensuche/

www.hyperemesis.de

www.verbraucherzentrale.de/schwangerschaftsvorsorge

www.familienplanung.de/beratung/beratungsstellensuche/

www.bmfsfj.de/bmfsfj/themen/familie/schwangerschaft-und-kinderwunsch/bundesstiftung-mutter-und-kind/bundesstiftung-mutter-und-kind/73522

www.profamilia.de//fileadmin/publikationen/Fachpublikationen/Inter_Trans_Beratung_Leitfaden.pdf

www.kindergesundheit-info.de/themen/schlafen/0-12-monate/schlafumgebung/

www.blauer-engel.de

www.finanzen.de/sites/default/files/finanzwegweiser_alleinerziehende.pdf

www.quag.de/quag/infobroschure.htm

www.rki.de/SharedDocs/FAQ/Impfen/AllgFr_Allgemeine Fragen/FAQ08.html

https://www.impfen-info.de/impfempfehlungen/

Register

Akupunktur 135
Alkohol 14f., 17, 23, 30ff.
Alleinerziehend 89
Alles-oder-nichts-Prinzip 15
Anämie 108
Appetitlosigkeit 107
Atemtechnik 60
Augenflimmern 107
Ausfluss 100, 111
Auszeiten 63
Babybauch 56
Babykleidung 82f.
Babyschale 127, 147
Bauchmuskeltraining 60
Beckenboden 61
Beckenendlage 133, 136
Beratung 22, 35, 75, 89, 125
Beschäftigungsverbot 74
Bewegung 60
Blasenentzündung 108
Blasensprung 151
Bluthochdruck 108
Blutungen, vaginale 107, 143, 151
Blutzuckerschwankungen 26
Brüste 32
Brustwarzenstimulation 153

Chorionzottenentnahme 42
Coleslaw 29
Couvade-Syndrom 91
Depressionen 110
Drogen 15, 17
Druckschmerz im Oberbauch 107
Einkäufe 82
Eipolllösung 153
Eiweiß im Urin 107
Eklampsie 109
Elterngeld 76
Elternzeit 76
Entschleunigung 64
Entspannung 118
Entspannungsübungen 128
Erbrechen 26, 107
Ernährung 20f., 23
- vegane 22
- vegetarische 22
Erste-Hilfe-Kurs 119
Erst-Trimestertest 42
Familienmodelle 77
Fehlgeburt 52
Feiern 30
Flasche 141
Fluggesellschaft 72
Folsäure 16
Frauenärzte 18f.
Freundschaften 66
Fruchtblase 143
Fruchtwasseruntersuchung 42

Gebärmutter, gespannte 107
Geburt, vaginale 99ff.
Geburtseinleitung 152, 154
Geburtsort 43, 88, 94ff.
Geburtstermin 16
Geburtsvorbereitungskurse 119
Gefahren, akute 106f.
Geschlecht 53
Geschwister 124
Hämorriden 101
HA-Nahrung 142
Hausgeburt 95
Haustiere 42
Hebamme 16, 19, 39
HELLP-Syndrom 109
Hygieneregeln 24
Hyperemesis gravidarum 26
IGeL-Leistungen 37ff.
Impfungen 115
Influenza 115
Jodaufnahme 17
Kaiserschnitt 99ff., 133
Katzenklo 17
Kinderzimmer 92
Kindsbewegungen 54f., 107, 129
Klinik 95ff.
Koffein 29
Kontakt zum Baby 57
Kopfweh 107
Krampfadern 101

Krämpfe 69, 107
Krankenkasse 39
Krankheitsgefühl 107
Kreislaufprobleme 61, 153
Laborwerte 36
Lebensmittel
 - pflanzliche 21
 - rohe 28f.
 - tierische 21, 23
 - verderbliche 24
Listeriose 24, 110
Massage 64f.
Medikamente 14f., 17, 105
Mehrlinge 85ff.
Milchdrüsen 32
Moxibustion 135
Muttermilch 139
Mutterpass 44ff.
Mutterschaftsgeld 75
Mutterschutz 74
Nächte, schlaflose 69
Nackenfaltenmessung 42
Nährstoffe 57
Nahrungsergänzungs-mittel 57
Nelkenöltampons 153
Nestbau 82
Nikotin 14f., 17
Ödeme 102, 107
OP-Vorbereitungen 99
Östrogene 32
Outfits 85
Partner 50f., 67f., 90f., 126f.
Pasteten 28
Pilzinfektion 111

Präeklampsie 102, 107, 109
Pränataldiagnostik 35
Pre-Nahrung 142
Querlage 137
Rasieren 137
Raubfische 28
Räucherfisch 23
Reinigungsmittel 43, 57
Reisen 71ff.
Renovieren 93
Restaurant 2
Rezepte
 - Energiebällchen 27
 - Zucchini-Spinat-Salat 25
Rizinus-Orangensaft-Alkohol-Variante 153
Rohmilchkäse 23
Röteln 111
Rückenschmerzen 33, 63f., 132
Rufbereitschaft 39
Schädellage 131
Schlafumgebung 92
Schleimpfropfen 144
Schmerzen 63, 107, 109, 111
Schwangerschafts-
 - beratungsstelle 75
 - diabetes 23, 112
 - hormone 26
 - streifen 102
Sex 68f., 152
Sodbrennen 29, 102
Startsignale 143
Steuerklasse 76
Stillen 138

Stilvorbereitung 140
Stimmungsschwan-kungen 60
Streptokokken 113
Styling 84
Sushi 30
Tasche packen 122
Tiefkühlkost 23
Toxoplasma gondii 17, 24, 110
Übelkeit 26, 107
Übersetzungshilfe
 - Mutterpass 44
 - Ultraschallunter-suchungen 49
Übungswehen 116f.
Ultraschall 47ff.
Vaterschaft 76
Vena-cava-Syndrom 61, 103
Verstopfung 103
Vorsorgeuntersuchun-gen 36
Wadenkrämpfe 104
Warten 144ff.
Wehen
 - regelmäßige 143, 151
 - vorzeitige 117
Weichkäse 23
Wendung 134f.
Wickeltisch 94
Windpocken (Vari-zellen) 114
Zähne 42
Zahnfleischbluten 42, 104
Zeichnungsblutung 144

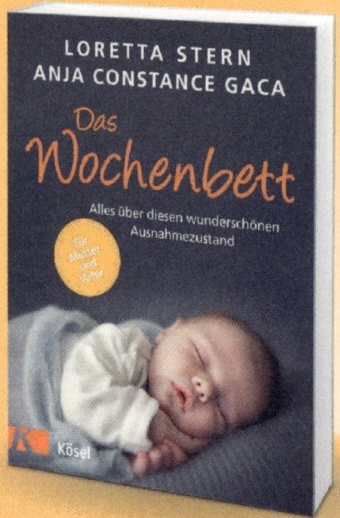
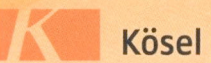

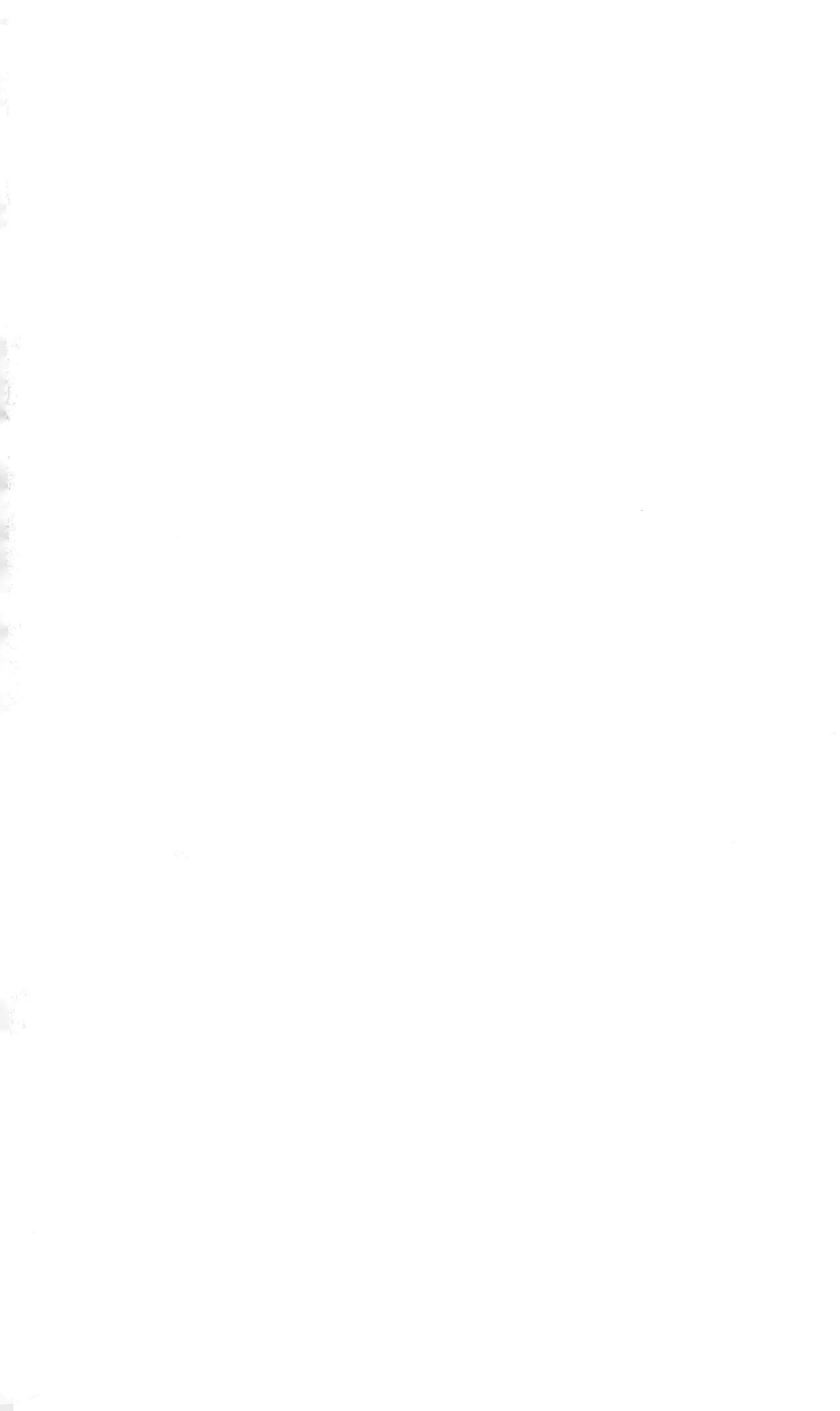